本书由山西省"1331工程"重点创新团队建设计划资助

《健康人文》丛书（第三辑）

总主编　段志光　刘　星

中医美学读本

主　编　武峻艳

副主编　乔云英　王　杰

编　委　曹　育　郝日雯　李孝波　刘芳芳

　　　　乔　丽　文世虹　赵　鑫

人民卫生出版社

图书在版编目（CIP）数据

中医美学读本/武峻艳主编.—北京：人民卫生
出版社，2019
（健康人文丛书.第三辑）
ISBN 978-7-117-29599-4

Ⅰ.①中… Ⅱ.①武… Ⅲ.①中国医药学－医学哲学
Ⅳ.①R2-05

中国版本图书馆 CIP 数据核字（2019）第 297077 号

| 人卫智网 | www.ipmph.com | 医学教育、学术、考试、健康，购书智慧智能综合服务平台 |
| 人卫官网 | www.pmph.com | 人卫官方资讯发布平台 |

中医美学读本

主　　编：武峻艳
出版发行：人民卫生出版社（中继线 010-59780011）
地　　址：北京市朝阳区潘家园南里 19 号
邮　　编：100021
E - mail：pmph @ pmph.com
购书热线：010-59787592　010-59787584　010-65264830
印　　刷：三河市博文印刷有限公司
经　　销：新华书店
开　　本：710 × 1000　1/16　印张：8
字　　数：135 千字
版　　次：2019 年 12 月第 1 版　2019 年 12 月第 1 版第 1 次印刷
标准书号：ISBN 978-7-117-29599-4
定　　价：28.00 元

打击盗版举报电话：**010-59787491**　E-mail：**WQ @ pmph.com**
质量问题联系电话：**010-59787234**　E-mail：**zhiliang @ pmph.com**

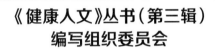

《健康人文》丛书（第三辑）
编写组织委员会

总 主 编　段志光　刘 星

副总主编　苑 静　冀来喜　闫敬来

委 员（以姓氏笔画为序）

　　　　　王 军　冯前进　刘润兰　李 俊

　　　　　李明磊　张俐敏　张斌仁　武峻艳

　　　　　施怀生　薛芳芸

秘 书 长　王 军（兼）

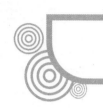

总　序

党的十九大报告指出,"文化是一个国家、一个民族发展中更基本、更深沉、更持久的力量"。中医药是中华优秀传统文化的重要组成部分,中医药文化自信是中华民族文化自信的重要组成部分。《中共中央国务院关于促进中医药传承创新发展的意见》提出,传承创新发展中医药对弘扬中华优秀传统文化、增强民族自信和文化自信具有重要意义。在健康中国建设与中医药事业发展的新时代,传承中医药文化,坚定中医药文化自信是坚持文化自信的必然要求,必将丰富文化自信的内涵,因而具有重要的理论意义。同时中医药文化自信教育有助于提升大学生的民族自豪感,提高大学生的思想道德素质,是落实"立德树人"根本任务,人才培养首要任务的重要抓手,因而具有重大的现实意义。

山西中医药大学坚持学深悟透习近平新时代中国特色社会主义思想和党的十九大精神,深入学习贯彻习近平总书记关于高等教育和中医药发展的重要论述,贯彻落实全国教育大会、全国中医药大会等会议精神,紧紧围绕立德树人根本任务,以中医药文化自信教育为人才培养首要任务,以提高师生医护员工中医药文化自信为出发点和落脚点,出台《山西中医药大学关于开展中医药文化自信教育的通知》,启动中医药文化自信教育,积极探索构建科学规范、系统完善的中医药文化自信教育体系。

在开展中医药文化自信教育的进程中,我们深切地感受到中医药文化自信教育不仅是高校的职能、教师的责任和学生的本分,也是传承精华、守正创新,推动中医药事业和产业高质量发展,推动中医药走向世界的根本动力;同时发现中医药文化自信教育教材的缺失与匮乏,于是提出编写一套创新教材的想法,并将丛书定位于既是面向在校生的创新教材,也是面向社会各界人士的科普读物。

本套丛书按照启蒙先导、通俗易懂、重点突出、由博返约的编写主旨,注重丛书的系统性与独立性、选材的典型性与普及性、形式的多样性与趣味性、内容的科学性与针对性的统一。

丛书以提高读者中医药健康文化素养为目标,立足优秀中国传统文化视角,围绕中医药文化内涵,突出中医药学科特点,以中医药学基本理论为主线,以经典案例故事为载体,内容既包括中医药学的哲理医理,又广泛涉及哲学、艺术、历史、美学等领域,力求做到健康人文与中医药学、传统与现代、传承与发展的有机结合,引导读者在领略中医药文化魅力的基础上,坚定文化自信,弘扬中医之美。

丛书由山西省"1331工程"重点创新团队(中医学医教协同"5+3"人才培养研究创新团队)建设计划(晋教科[2017]12号)资助。

由于编写者经验和水平有限,纰漏之处,在所难免,还请各位读者不吝批评指正。

段志光　刘　星

2019年10月于山西中医药大学

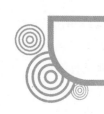

前　言

　　在中医的历史和实践中，美与美感是无处不在的，如何发现、品味和解读中医之美，对于深刻理解中医的思维方式和诊疗特点是大有裨益的。本书力图将一般美学的原理、观点和方法，应用到中医的理论和实践中去，从美学的角度丰富中医的多学科研究，从而确立中医学术的美学价值体系，并从宏观上指导临床的医疗实践。

　　实用、科学、美，是人们认识事物的三个基本角度。中医各学科的知识和经验，大多具有实用的价值，即验之于临床，可以获得疗效，为病患解除痛苦；同时具有科学的内涵，即从经验中挖掘，可以获得规律，进行可重复的应用。人们对美的追求是与生俱来的，从新石器时代河姆渡人精湛唯美的雕刻工艺、生动逼真的陶塑纹饰和优美精致的人体佩饰，就可以看出人类从实用到艺用的审美意识的觉醒。中医的审美意识来源于医疗实践，结合对自然之象的观察和体悟形成了关于人体脏腑之象、经络之象等的认识，又借助于直觉、多向和非完全逻辑性的意象思维，使得中医理论呈现出整体性、功能性和创造性的面貌，同时具备了和谐、新奇、对称、简洁等科学理论的美学价值。这种美体现在中医基础理论的阴阳五行和藏象经络之中，体现在中医临床实践的诊断辨证、病因发病、组方用药和针灸治疗之中，体现在苍生大医的医德之美、养生保健的行为之美、医歌药联的文采之美等各个方面。

　　马克思说，社会的进步就是人类对美的追求的结晶。人们只有对引发美感的事物才会产生心向往之的美好憧憬，并且在此后经年的岁月里，因为热爱所以坚持，去探索、发现和创造。中医之美属于科学美的范畴，如果没有一定的中医理论知识和临床实践经验，这种美是体会不出来的。同时，这种美也需要结合实例进行引导和赏析，才能让人充分认识到，并产生共鸣。因而中医美学教育是激发和培养中医学习兴趣的重要方面。在对中医美学思想的提炼、解读和品味中，体会中医独特的思维方式和治疗方法，有助于深刻理解中医的理论内涵和作用机理。中医的实用性、科学性和美学特征可以同时存在，就像波粒二象性一样,蕴含着对立统一的美感。

本书始终围绕中医学的学科属性,即自然科学性,来强调美学原则在中医理论和实践中的体现以及中医对美学的发展。写作中始终贯穿着"关注生命、维护健康"这条主线,挖掘和总结中医在认识健康、诊断疾病、治疗疾病及养生保健等过程中所体现出来的美学思想,也就是与健康有关的美,与人有关的美。在编写风格上,注意科学性与趣味性相结合,语言通俗易懂,内容深入浅出,力求做到人文与中医、传承与发展的有机结合,引导学生在领略中医人文魅力的基础上,巩固专业知识,坚定文化自信,弘扬中医之美。

武峻艳

2019 年 10 月

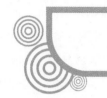

目　　录

绪　论

一、美的定义

　　美是人们在改造现实的社会实践中产生的一种与真、善相联系的、体现着人的本质力量的，并通过宜人和感性的形式显现出来的客观形象。美，不是自然界本来固有的，而需要经过人脑对客观事物的加工，是主观和客观相互作用的结果。因而，只有拥有审美眼睛的人才能见到美。正如法国雕塑家罗丹所说"生活中不是缺少美，而是缺少发现美的眼睛"。同时，由于人与人之间的知识结构不同，阅历经验也不同，所以最终所获取的审美信息也不同，因而对同一事物产生的美感也就有了差异，呈现出"仁者见仁、智者见智""横看成岭侧成峰""情人眼里出西施"等不同的效应。

二、美的形态与层次

　　美在形态上可分为四种：自然美、社会美、艺术美和科学美。自然美主要体现在事物自然属性的外在形态上，如朝露晚霞、青山碧水、珍禽异兽等；社会美主要指人类在社会生活中所表现出来的美，如行为之美、心灵之美、语言之美等；艺术美则指人们通过创造性的特殊艺术劳动所产生出来的美，如绘画之美、雕塑之美、小说之美等；科学美则从本质上反映事物的内在联系，揭示美的自然规律，属于美的深层形式。中医美学即属于科学美这一形态。

　　美尽管在形态上表现多样，但其本质上都属于美的范畴，仅仅是所观察的角度不同。如天然中药多具有自然美的特征；制成饮片、药膳等，则产生了服务人类健康的社会美性质；通过艺术加工的中药食品，就具备了艺术美的特性；中医的许多著作、某些药物名称、方剂命名，也充满了艺术美；而中医理论，如藏象经络、病机治则等，又蕴含着深刻的科学美。

　　无论哪种形态的美，都至少具备两个层次，一是感性美，又称形式美，是人们通过事物外在的表象,可以直接感受到的美。二是理性美,又称内容美,是因其内在结构的和谐有序、运动协调所表现出来的美,这种美必须通过人们的理性加工才能获得。

在中医学体系中,感性美(即形式美)的内容不占主要地位,但是,感性美对于一个医生来说,是激发其本身对所从事专业之热爱的重要方面。从中医学的发展来看,它的发生与萌芽,很大一部分因素是源于对生命、人体所表现出的健康美、力量美的崇拜。中医美是以理性美(即内容美)为主要表现的。中医以人为主要研究对象,对于人体,可以从肌肤毛发、体态声音、五官表情等外观形态上获得感性美的信息,从而做出审美判断。而人的一切外在表现,必然有其内在的基础,人体的一切活动,都是内在脏腑功能活动的外在表现,即"有诸内者,必形诸外"。中医的美就反映在藏象经络等中医理论所体现的科学规律之中,必须通过理性思维才能获得。

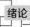 三、中医美学研究概况

中医美学是中医学与美学相结合的交叉学科,是美学原理在中医学领域的科学运用。中医美学可以渗透到中医学的各个方面,它是医学美学及科学美学的重要组成部分。18 世纪中叶,美学与哲学分离,形成一门独立的学科。伴随着美学原理在医学领域的科学运用,20 世纪 80 年代在国内学者的努力下,医学美学作为一门新兴学科在中国诞生,中医美学也因而成为医学美学的重要组成部分。我国以西医为主体的医学美学把中医理论的美作为重要的说理工具和理论借鉴纳入其中,肯定了中医学具有更丰富的科学美学性。

但相较于西医美学,中医美学还未能形成全面完善的理论系统和细致完备的理论分支。中医美学研究尚处于发展的初级阶段,相关研究还不深入。大部分研究停留在中医和美学表层、形式和感性化的联系上,甚至有些研究将中医美学简单地等同于中医美容学。在研究内容上,探讨医家美学修养的多,而研究医家美学思维的少;谈中医文化美学的多,而深入研究中医科学美学内涵的少。总之,对中医美学研究的核心——中医美的科学内涵和思维特征等本质问题的关注不够。

因此,明确中医美学研究的核心,深入思考中医美学研究的重要性,深化中医美学研究,用一种全新的理论视角审视中医学,进而推动中医学的发展就显得尤为必要。

四、中医美学研究内容

中医美学,是由中医学与普通美学相结合而形成的,其主要研究人体美以及维护、修复和塑造人体美的一切医学现象及其规律。中医美学由理论美学和临床美学两部分组成,二者不可分割。

在中医美学研究中,美学标准虽被作为中医科学理论的重要评价标准之一,但一切科学研究最终都离不开实践检验这个标准。医学审美意识与一般审美意识不同,其最大差异在于它的功利性,即医学的最终目的是防治疾病、增进人类健康。所以,临床的实践和检验很重要,医学理论美最终要验之于临床,临床美学是对理论美学的有力验证。中医美学的具体研究内容包括以下三个方面。

(一)研究中医审美意识

要阐明中医审美意识,必须从美感入手,"美感",又称"审美判断",是人类专有的一种包括感知、想象、理解等一系列心理因素在内的高级情感活动。广义的美感,是客观存在的美,反映到人的大脑后所长期形成、发展起来的一种审美意识。它包括人的审美感受、审美观念、审美趣味、审美标准、审美理想等。狭义美感是审美主体(审美者)对审美客体(审美对象)所产生的一种美的具体感受。中医美学正是要探索在中医的理论和实践中所蕴含的美感的发生、发展过程,以及与之相对应的"丑"的美学意义。

中医学所蕴含的美感来源于医疗、保健实践。只有经过深入研究和长期临床实践的人,才可能产生这种美的感受。从医学美感发生学的观点来看,只有神农首先尝及"百草之滋味,水泉之甘苦","一日而遇七十毒",并"令民知所避就",才出现了中医医学美感意识的萌芽。只有商汤伊尹在烹饪制作过程中,发现煮熟的汤药比生吞的药物滋味好、疗效高,才创制出了汤药剂型,并总结出"用其新、弃其陈"的经验。这种由新鲜药物煎煮的汤药进入人体后,才会使得"腠理遂通",从而达到"精气日新,邪气尽去,及其天年"的医学审美效果。

(二)研究中医审美实践

中医在几千年漫长的岁月里,始终显示出它的实践性,即临床的有效性。作为审美客体的患者在经过治疗后消除了原有的病痛,出现了轻松畅快、顺心舒适的体验,从而心旷神怡、精神愉悦,获得了一种美的感受;而作为审美主体的医生也从有效的治疗过程中,从患者恢复健康的心境和体貌上,获得了心理上轻松、愉悦的美的感受。中医医学美感价值就在于它在救死扶伤、防病治病、健身强体、延年益寿和保持理想体态与精神方面所具有的指导作用。

从中医临床实践来看,四诊,就是审视医学服务对象——人体美的状态;辨证,就是对人体美丑现象的判断;论治就是制订修复或再造人体美的方案;施治就是对人体美的修复或再造;而预防保健实施,就是维护、保持人体自然美的状态。在这种医学审美过程中,承担审视、维护、修复和塑造人体美的医务人员,就是中医审美的主体;患者和保健对象,就是中医审美的客体。另一方面,医务人员的行为表现、技术操作、治疗效果又要接受患者或保健对象的评鉴和感受,这时医务人员又成为中医审美的客体,而患者和保健对象成为中医审美的主体。研究中医审美实践,对审美主体和客体来说,都是有必要的,且有益、有利、有用。

(三) 研究中医美学内蕴

由于中医美学在本质上属于科学美的范畴,因而具备科学美的特性,如和谐、新奇、对称、简洁等,同时在理论和实践中又充满着整体美、动态美、意蕴美等。其实中医学体系本身就包含着丰富的美学内蕴,如形与神俱之人体美、苍生大医之医德美、养生保健之行为美等;很多中医学文献中包含着韵律优美的诗词歌赋、耐人寻味的医案医话以及妙趣横生的歌诀故事等,在阐释中医理论和经验的同时,给人以节奏美、韵律美的享受。《百症赋》《汤头歌》《切脉歌》《药性赋》《医学三字经》等歌赋内容高度概括,语言朗朗上口,同时包含着药名、穴名、方剂名等古文化知识在中医学中的广泛妙用,等等。这些都是值得深入研究的重要内容。

(武峻艳)

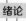

参考文献

[1] 陈荣华,赵永耀,易其余. 中医美学[M]. 北京:中国中医药出版社,1991.

[2] 王旭东. 中医美学[M]. 南京:东南大学出版社,1989.

[3] 徐瑛,鲁兆麟. 浅议科学美学在中医研究中的现实意义[J]. 北京中医药大学学报,2007,30(12):805-807.

第一章　中医的审美观

第一节　和谐之美

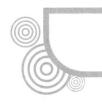一、人体自身的和谐

生物学的美是指体质健康、体格强健、体态优美，形体结构、生理功能、心理过程、社会适应性的协调、对称、和谐与多样的统一。而中医美学人体美的含义是：天人相应、形与神俱、阴平阳秘、精神内守、意和气畅、体壮高寿。是以"整体恒动观"阴阳五行学说为基本理论而展开的。

（一）形神合一协调美

在哲学中经常会讲到精神和形体的关系，认为离开精神意识的形体只是一个躯壳。中医关于精神与形体，即"形"与"神"的关系也有深刻的论述。《管子·内业》首次提出形神一体观，认为"形具而神生"，姚止庵说："形者神所依，神者形所根，神形相离，行尸而已。故惟知道者，为能形与神俱。"《黄帝内经》认为"形与神俱"，形神一体。后世医家逐渐发挥形成了"形为神之宅，神为形之主""无形则神无以附，无神则形无以活"等诸多类似观点。

《灵枢·本神》云："生之来谓之精，两精相搏谓之神。"说明人体是两精相结合的产物，男女之精是形体的产物，肯定了神生于形。人出生后开始接受天之气、地之味，在脏腑经络的作用下，养形，生神，神要在形的作用下逐步完善。"心者，君主之官也，神明出焉""心者，五脏六腑之大主也，精神之所舍也"，这是从神与脏腑特别是与"心"的关系来说明形体是神产生的物质基础，即"形为神之宅，神为形之主"。《灵枢·天年》："失神者死，得神者生也。"从生命存亡的角度论述了神的御形作用。"百岁，五脏皆虚，神气皆去，形骸独居而终矣"，年老五脏功能衰退则神气消亡，是为形生神；神去则"形骸独居"，生命随之告终，神驾驭形体。这些描述都说明了神在生命存在过程中的重要意义。

而医学在健康养身、疾病防治等方面更是强调这一点。有一些现代医学的观点也给予了证明，比如中医学早就认为消化系统的问题和精神因素的关系是十分密切的，所谓"肝气犯胃"就是指在精神压力过大、心情不好的时候，往往会有食欲不振甚至胃脘疼痛等表现，而这种认识也得到了心身医学的肯定和验证。

（二）阴平阳秘健康美

阴阳的本义是日光的向背，引申为凡是明亮的、上升的、温热的都属于阳；反过来，凡是晦暗的、下降的、寒凉的，都属于阴。对于人体而言，头为阳，脚为阴；体表为阳，内脏为阴；六腑为阳，五脏为阴；气为阳，血为阴。八纲辨证以阴阳为总纲，如果阴阳能够相对平衡，那么人的气血充足，精力充沛，五脏安康，气色就会非常好。人体的生命是由阴阳运动、阴阳气化所产生，阴阳平衡是生命活力的根本。阴阳平衡则人健康、有神；阴阳失衡人就会患病、早衰，甚则死亡。所以养生的宗旨是维系生命的阴阳平衡，而治疗疾病的原则也是要实现"阴平阳秘"。人体的阴阳达到相对平衡，人的生命活力就强，生理本能反应就好，心理承受力也较高，表现在外形上就是气色好。饮食正常，睡眠安稳，心情愉快，这样的人说明他的五脏阴阳是平衡的，生命的阳气和阴精就处于平衡状态，应急能力就强，对不良的情况适应能力就好，并且，耐受疲劳强，抵抗一般疾病的能力强，所以，阴阳平衡是非常重要的。有些人冬天怕冷夏天怕热，他的阴阳平衡就处于失调状态，对外界反应过于敏感，无法对抗不良情况。现代社会常见的过敏性疾病就属于此，如有一些人在立秋前后一两天会鼻炎发作，具有强烈的症状表现，直到中秋节那一天，所有症状消失，像常人一样。人在健康和谐的环境中生活，身体各部分是和谐的，阴阳是平衡的，周围环境也是良好的，而身体和谐与心理和谐是现代意义上的健康人，心理的健康不仅仅指饮食起居正常，还包括人际关系的和谐。对此，孙思邈早有论述，在人际交往中快乐和谐，宽以待人，保持谦逊的态度，诚恳对人对物，彬彬有礼，才能给自己以宽松的环境，愉悦地生活和学习，"性既自善，内外百病皆悉不生，祸乱灾害亦无由作，此养性之大经也。善养性者，则治未病之病，是其义也。故养性者，不但药饵餐霞，其在兼于百行，百行周备，虽绝药饵，足以遐年。德行不充，纵服玉液金丹，未能延寿。"这段话强调与人交往要始终保持谦逊态度，诚以待人；对人宽容，能够原谅他人。不仅在中国的古代，西方的公学教育培养中常常也特别重视绅士教育，良好的举止以及重视细节的表现才是他们的毕业生在从事未来职业中能够脱颖而出的重要原因。

（三）气血互根和谐美

关于人体美的标准，在五官上有"三庭五眼"的说法。在头身比例上，有"立七、坐五、盘三半"的认识，就是说人站着身高应为七个头长，人坐在椅子上，从头到地面脚底应为五个头高，盘腿而坐，应为三个头高，这就是现代艺术和美学里提到的人体美。中医学要说的人体美是建立在内在健康的基础之上的，有了和谐的内在才有和谐的外化，气血充足是最好的化妆品，只有注重脏腑的调和才会有姣好的面容和健康匀称的形体。外在的健美要符合均衡、对称、协调等形式美的因素。人体自身的和谐意味着健康的身体和灵动的反应，和谐之美是建立在健康的基础上的。中医所认为的人体之健美是脏腑经络的协调美、气血平和的互根美。

人的有机整体是以五脏为核心构成的一个极为复杂的统一体，它以五脏为主，配合六腑，以经络作为网络，联系躯体组织器官，形成五大系统，这是中医学系统论的一部分。人体内脏器官之间，不但有结构上的密切联系，在功能上也是紧密相关的。某一生理活动的完成，往往有多脏器的参与，而一个脏器又具有多方面的生理效能。内脏之间的这种相互联系是人体脏腑生理活动整体性的表现。因此脏腑发生病变后也可以相互影响。如心与肾，在生理上互相作用，互相制约，是五行中"火"与"水"的关系，在生理状态下，心阳下交于肾，肾阴上济于心，阴阳相济，称为"心肾相交"。在病理状态下，若肾阴不足，不能上济于心，会引起心阳偏亢，两者失调，称为"心肾不交"，表现为失眠、心悸等临床症状。

气血调和是健康和美的重要保证。气的功能以推动、温煦为主，血的功能以营养、滋润为主。《黄帝内经》里说："人之所有者，血与气耳。"气是偏重于功能的，而血则是这种功能的载体。天地要阴阳和谐，人体要气血平衡。气是生命的精髓，血是生命动力的源泉。《难经》云："气者，人之根本也，根绝则茎叶枯矣。"气可以比作人体的发动机，人的生长发育、脏腑的活动、血液的运行、津液的输布，都需要气的激发和推动。如果气虚，生长发育就会迟缓，脏腑经络的功能就会减退，或血行滞缓，或水液不布，或痰湿内生。气又可以比作人体的空调机，当外面的温度降低时，人体内的气就开始收敛、关闭，以便保持体温；当外面的温度升高时，人体内的气便开始发散，将多余的热排出体外。气还可以统摄血液，防止其溢于脉外，也可以控制和调节汗液、尿液、唾液的分布和排泄。人体能量的转换离不开肾气的推动，肾水可以转化为肾气，血可以转化为汗，水谷可以转化为血。总之，身体内精、气、血、津、液的相互转化及新陈代谢都靠气的推动来实现,这个过程叫气化。朱丹溪理论认为气有余便是火,这是气超常发挥的表现,过犹不及造成了病理变化。张景岳说,气不足便是寒,这又是气不足给人体带来的影响。气与血是相互滋生、相互转化、相互为用的,气虚可引起血虚,血虚也可引起气虚,只有气血和谐互用,才能给人体带来健康之美。

二、人与自然的和谐

(一)人秉天地之气生

天人相应就是人和自然之间相顺应。《黄帝内经》说:"人与天地相参也,与日月相应也。"古人早就观察到人类的休作节律是与大自然的节律相互呼应的,所以大自然日月星辰的运动节律也就是人体生理、病理存在时间节律的根源。举个例子,很多人都有晨起排便的习惯,这是人体气机的一种自然走势,说明人体消化系统是有昼夜节律的,每天都有这个习惯就有了规律的生活和健康的身体。"天门开"是早晨天亮的意思,那么相对而言,"地户"也要开。这里的"地户"在中医里就是指魄门,魄门就是肛门。从能量代谢的角度来看,吃食物和排泄秽浊物,是在和大自然交换能量;吸入氧气和呼出二氧化碳,也是在和大自然进行能量交换。"日出而作,日落而息",我们的身体有昼夜节律,是因为地球自转一周的结果。张仲景《伤寒论》曰:"太阳病,头痛至七日以上自愈者,以行其经尽故也。"感冒对于常人来说,一般最多1周也就是7天就能好,如果没做治疗,没有合并症和并发症,第7天一般会痊愈;女性1个月来1次月经,1个月有1次排卵,这是月球绕地球1周给人打上的烙印。女性通常在14岁左右月经初潮,月经的周期通常是28天,月经期持续约7天,如果女性的月经规律不正常,就会影响将来的受孕和生育,因此治疗妇科疾病通常从调整月经节律着手,有一些医家甚至认为治疗女科疾病必须从调理月经周期着手,针对经前、经期和经期后都有不同的用药讲究。顺应自然是治疗核心,借助消长是治疗方法。这些都是"时间医学"的相关例证。

(二)病由六淫七情致

中医学认为,疾病的引发是外界环境与人体相互作用的结果,病毒细菌致病说在病因里仅仅是一个很小的部分,而且它们致病也是要有条件才能形成的,人体正气充足就不容易受到外邪侵犯,因而邪正力量的对比是发病与否的重要因素。"正气存内,邪不可干"是保持健康的重要方面。病因包括内因、外因、不内外因等多个类型，在内可以是过度的情绪因素影响了气机运转，而成为致病的七情，在外主要是自然界规律变化带来的负面影响，由"六气"转变为"六淫"，其他还有虫蛇猛兽伤害溺水等不内外因。这些病因都是破坏了人与自然的和谐相处、破坏了人体的相对平衡状态而成为致病因素的。

在正常情况下，风、寒、暑、湿、燥、火是自然界的六种气候变化，称为"六气"，六气的正常运行变化有利于万物的生长变化，但如果六气太过或不及，则气候反常，在人体抵抗力低下时，就能成为致病因素，被称为"六淫"或"六邪"。六淫病邪均由外而入，多与季节气候、居住环境有关。如春季多风病、冬季多寒病、秋季多燥病、夏季及高温作业易中暑、居住潮湿易感湿邪等。中医除将六淫作为病因外，也将六气的特征与该病症状联系起来认识而形成病证名称，即风证、寒证、湿证、火证、燥证等。这些病证与六淫有一定的因果关系，如风邪侵袭可引起外感风寒的症状表现。但有的情况下并没有外感疾病而有类似风、寒、湿、燥、火的证候，如风疹块，临床表现为起病急、消退快、瘙痒等，与风"善行而数变"的特点相似，一般多认为是由风邪所致。由于脏腑阴阳气血功能失调也可产生与外感六淫性质相似的证候特点，中医为区别外感六淫而称之为内风、内寒、内燥、内火、内湿等。

六气太过、不及或不应时，影响到人体的调节适应功能及造成病原体的滋生传播，成为致病的邪气，属于外感病（包括一些流行性疾病和传染病）的病因。六淫致病，自外而入，称为外因。《三因极一病证方论》："然六淫，天之常气，冒之则先自经络流入，内合于脏腑，为外所因。"

情志的太过或不及也会成为致病因素，称为"内伤七情"。过度的情志变化会引起相应的脏腑、气血的病理改变，从而产生临床症状。如"喜伤心，怒伤肝，思伤脾，忧伤肺，恐伤肾""喜则气缓，怒则气上，思则气结，悲则气消，恐则气下"等。很多女性在月经前后容易发脾气，这是因为女性以肝为先天，来月经的时候，血行于下，而气浮于上，气血不平衡，气有余便是火，因此，月经前后女性爱发脾气。女性在这个时期，要注意调养自己的情绪，不要过怒和郁闷。过怒和郁闷都不符合正常的生理状态，时间长了就会产生疾病。忧思过度的人脾胃容易出现问题，这是因为脾主思，过度的思虑会影响气血的正常运行，进而影响脾胃功能。

人类生活在自然界中，自然界存在着人类赖以生存的必要条件。同时，自然界的各种变化，如季节气候、昼夜晨昏、地区方域等，又可以直接或间接地影响人体，使机体相应地产生反应。人只有顺应自然的变化，主动地调节饮食起居、运动情志等,保持人与自然的和谐,才能维持气血和调、脏腑平衡等人体自身的和谐,从而保持健康之美。

(曹　育)

第二节　新奇之美

一、独创的理论与方法

随着现当代科学飞速的发展和美学研究的深化,在真与美辩证统一的理论推动下,科学开始和艺术结合,美学也逐渐走出艺术的殿堂不再是艺术的特有。科学与审美从人类文明的两极又一次走到一起,绽放出它独特的光芒。"科学美"逐渐受到科学家和美学家们的关注。在历史的长河中一些伟大的科学家如彭加勒、爱因斯坦、海森堡、狄拉克、杨振宁等几位都从不同角度有过对科学美的论述,从他们的论述中可以看出他们都肯定了科学美的存在,注重理性美的发现。科学美用简洁、和谐、对称、新奇体现了美的原则。

中医学作为一种自然哲学模式的医学体系,蕴含着丰富的美学思想。这些朴素的医学美学思想,是长期以来理论与实践高度结合的产物,同时与医家、患者的审美观相结合而逐渐形成的。中医理论中"天人相应"的观念就完美展现了人与自然统一协调的美,这既是古人崇尚自然美的体现,也是中国古代医学美学思想的审美观。更重要的是,如实地从客观上体现了人与自然之间的整体规律,揭示了自然美的科学观。中医学不但具有科学美学的特征,更经历过实践的验证,因而它也必定具有科学价值。研究和揭示中医学的科学美,有助于我们运用真与美的关系原理批驳所谓"中医不科学"的形而上学观点。

新奇,著名天体物理学、诺贝尔奖获得者钱德拉塞卡在谈到科学美的标准时,特别强调了新奇的标准。他所谓科学的新奇就是出乎意料,令人惊讶,在情理之中,又出乎意料。新奇有着补充、完善传统观念方法的特征,是科学理论得以发展的前提,是一种具有批判性和创造性的科学美学原则。科学理论的发展一般有两种形式,即稳定的逻辑性进展和若干大的飞跃。逻辑性进展所依据的观念基本上是按传统的标准方法从以往的结果推导而出,所得结论依然处于原有理论框架中,只是增添了部分新的内部联络;大的飞跃则意味着全新观念、理论的突破。一种科学理论是否具有新奇美的特质不在于其本身的标新立异,而在于它是否具有建立新的和谐状态的功能。新的理论替代掉旧的谬误和不和谐的因素,所以说新理论的产生是达到新的和谐的关键。

希腊哲学家德谟克利特说过,"在使人乐意的事物中,那最稀有的就给予我们最大的快乐",这可以看作是后世科学美学原则中的新奇美,也是科学假设具有新颖、大胆、奇特的美学效果的萌芽。新奇之所以被看作是科学理论美的品质,在于它体现了科学中的艺术因素——大胆想象和直觉灵感。新奇的科学思想虽然是在观察实验事实的启发下萌发的,但本质上却是想象力和灵感的结晶。

二、新奇与实践的统一

中医学发展的历史,就是一个新奇理论不断涌现的历史。在原始社会有医源于巫的观点,《山海经·大荒西经》中描述的十巫在灵山"从此升降,百药爰在",实际上是巫医到险峻的高山采药的神话。虽然巫医混淆的阶段是符合人类早期认识规律的,但医学要建立在理性基础上,所以医学的发展史即是逐步排除迷信和荒诞的历史,在奴隶社会中期就已经有了对这种认识的怀疑,《礼记》《左传》等典籍中就有崇尚巫祝与否定鬼神的大量论述。而《内经》则是完成了由怀疑到否定的过程。《灵枢·贼风》提出了对鬼神致病的怀疑;《素问·五脏别论》中"拘于鬼神者,不可与言至德"则是对鬼神的否定了。在当时生产力极不发达的情况下,这些理论是非常新奇的,也是医巫分离观念更新的标志。《内经》诸多理论都具有科学新奇美特征,表现为出乎意料的独创性和新颖性,其中藏象学说在内容上处处闪烁着奇异的光辉,且许多已被现代科技所证实。藏象学说内容的新奇,主要体现在它与近现代西方医学理论相比较存在本质上的差异和鲜明的传统医学特色。更重要的是,在现代科技飞速发展的时代,经过反复探讨论证的藏象理论作为两千多年前中医学体系的独创思想仍然让世人为之惊叹。《内经》"肺外合皮毛"理论精辟揭示了肺与皮毛间的功能关系,即皮毛依赖于肺宣发的精、气血、津液等物质的濡养。反之,皮毛又能助肺呼吸,即"宣肺气"。这一理论现在看来也很新奇,它巧妙地将现代医学中呼吸与皮肤两大系统和谐统一起来,给临床诊疗又提供了一条新思路。又比如用"釜底抽薪法"治疗上中焦湿热,用"提壶揭盖法"治疗肺气不宣的水肿,用"利小便实大便法"治疗清浊不分的泄泻,这些具有独创性的科学理论都具有极其新奇的特征。藏象学说中有诸多类似的奇特构思,虽来源于生活经验和临床观察,但本质上却是古代先哲们科学思想的创新,是一种美的创造。在《素问·刺法论》中,古人大胆提出了一种奇异的预防疫病的方法:"欲将入于疫室,先想青气自肝而出,左行于东,化作林木;次想白气自肺而出,右行于西,化作戈甲;次想赤气自心而出,南行于上,化作焰明……五气护身之毕,以想头上如北斗之煌煌,然后可入于疫室。"这种方法在现今看来虽然有些荒诞,但在历史上却具有理论依据与临床实践的意义,这种奇异是建立在一定的科学内涵基础上。它属于现代心理学中的自我想象法,自我想象可提高患者调节中枢的有效性。此外,《内经》中关于五脏藏神的"五神脏"理论也是古人在临床观察和经验积累的基础上,经过大胆想象、体悟和创造,形成的有别于西方近现代医学的独特理论。《素问·阴阳应象大论》曰:"人有五脏化五气,以生喜怒悲忧恐。"《素问·宣明五气》曰:"心藏神,肺藏魄,肝藏魂,脾藏意,肾藏志,是谓五脏所藏。"这个理论表达了人体形神关系的和谐统一,超越了西医学中社会、环境、心理与生理相分隔各自独论的局面,体现了新的和谐统一的特征,因而具有典型而深刻的科学新奇美。《内经》诸多理论在实践经验基础上,都是在主体思维的创造基础上,运用了创造性思维——联想、想象、直觉顿悟等形式而得出的。因而比起以严密的形式逻辑推理而展开的西方科学理论来说更容易带有新奇的科学美特征,这种新奇美也正是中医理论体系的魅力所在。科学中的新奇美原则并不是重点强调标新立异,而是要体现新奇与和谐的有机统一,要有能够建立起新的统一和新的秩序的功能,能够与其他学科之间具有联系的功能。《内经》理论经历两千多年实践和历史的反复验证,是符合真理的实践检验标准的;娴熟地将辩证逻辑、多值逻辑、模糊逻辑运用到医学领域当中,可以称之为古代东方智慧之典范。这些丰富的逻辑形式对现代科技的发展仍具有借鉴作用和现实意义。

在中医学历史发展的长河中,美学的特质无一不体现得淋漓尽致,新奇之美也闪耀着它特有的光辉。中医基础理论、辨证论治学说、温病学说等理论,一诞生就展示出巨大的生命力,对中医理论体系产生了新的内外和谐的功能。爱因斯坦曾说过,科学体系中的概念和命题都是思维的自由创造,所以必须突破形式逻辑的局限。汉代的伟大著作《伤寒杂病论》,是张仲景继承、怀疑、创新的结晶。其中辨证论治理论的创造,是中医学史上一次继往开来的革命。

东汉末年,大部分医生都墨守成规,各承家技、终始顺旧,张仲景立志发奋钻研医学，"勤求古训，博采众方"，刻苦攻读古代医学文献，并结合当时医家及自己长期积累的医疗经验，撰成《伤寒杂病论》。书中对杂病的论治，以整体观念为指导思想，以脏腑经络学说为基础，主张根据脏腑经络病机进行辨证，开后世辨证之先河，现医学界美学之新奇。《伤寒论》中所说"观其脉证，知犯何逆，随证治之"，就是对辨证论治原则最扼要的概括。在病因方面，提出了比较完整的病因学说，也是最早把病因分为三类的论述，南宋陈言的三因学说也是在此基础上的发展。张仲景对外感热病与杂病的认识和临证治疗方法被后世概括为辨证论治体系，为后世临证医学的发展奠定了基础。而辨证论治最特殊的价值则在于可以弥补辨病治疗的不足，治病不能遗漏证候，治证不可偏离疾病。辨证论治所反映的基本精神也彰显出了极其宝贵的科学内涵。我们曾在科学美的和谐问题中提到，和谐必须受到实践的检验，新奇也同样。新奇与实践的统一也就是新奇与和谐的对立统一，一种新的理论的提出必然是由于原有理论的谬误和不完备引出的，也是由于其中的不和谐因素导致的，新的理论的产生则是达到新的和谐的关键。在中医学中，理论美学和临床美学又密不可分，同其他科学一样，中医美学领域也一样离不开实践的检验，医学的最终目的在于防治疾病，增进人类健康，所以临床实践和检验很重要，医学理论的新奇之美最终要验之于临床，而《伤寒杂病论》历经千余年，仍然在历史的长河中闪耀着它的光辉，指导着后世医家的临床实践。它所展现出的新奇创新之美，其独特性也彰显出了中华民族的智慧。

在中医学的发展史当中，每一个时期都不缺乏创新，每一次推陈出新又无一不体现出新奇之美，体现出真与美的统一，因为其美，所以其真理性会被证实。晋代的葛洪在中医美学的历史上是不可不提的人物之一，他敢于"疑古"，反对"贵远贱近"，强调创新，并在实际的行医过程中坚持重视实验思想，这对医学的贡献十分重大。每个时代，每个民族的科学成果都反映了与当时文化背景、时代背景相适应的和谐、简洁、对称和新奇，这是一切科学成果最普遍的、共性的美学衡量标准。但是，文化背景、时代背景、个体因素和主观视角的不同决定了科学美学风格的丰富多样性。葛洪《肘后备急方》中最突出的科学内涵则是所记载治法"简、便、廉、验"，为适应偏僻之地治疗急症的需要，书中大力提倡简易有效的治疗方法，所用药物也多为易得之物。治疗疟疾所用的青蒿绞汁服用，不仅在当时疗效显著，更为我国现代药理研究提供了宝贵线索，青蒿素也成为中国医学对世界医学的一项新贡献。这种在创新中表现出来的美，不是简单的形式美，是人与自然与社会和谐的美。我们崇尚新奇美，追求新奇美,却要特别注意,新奇美不能离开真和善。要知道,并不是新的、奇的就是好的、可取的、美的。新奇的东西只有真与善相结合,它才会溢出美的光彩,要符合自然和社会发展的规律,符合事物的真实性,表现社会进步和人民的意愿。孙思邈的《备急千金要方》被誉为我国历史上第一部临床医学百科全书,其成就是多方面的,不仅全面论述了医药学和医德学思想,还总结和阐述了深刻的中医美学思想,时至今日仍有重要的现实意义。孙思邈不仅开创了较完整的传统医德思想体系,还提出了中医美学的重要范畴——"苍生大医"。他在《大医精诚》中要求医生"先发大慈恻隐之心,誓愿普救含灵之苦……若有疾厄来求救者,不得问其贵贱贫富,长幼妍媸,怨亲善友,华夷愚智,普同一等,皆如至亲之想,亦不得瞻前顾后,自虑吉凶,护惜身命",并从心灵美、行为美、仪表美、语言美等方面全方位论述了医德美的修养,揭示了善与美的密切关系,较之汉晋医家,这样的论述可以说是最全面最具体的了,并且"四美"至今仍被看作是医务人员职业美修养的重要组成部分。

科学的新奇,一定是产生于旧的理论而且必须在旧的理论中产生怀疑,这是新奇产生的前提。而同理论相矛盾的事实,是产生怀疑的推动力,只有根据事实提出的怀疑才最有说服力。明清时期,传统医学出现了创新趋势,最具代表性的是温病学派的诞生。吴有性正是看到了用古法治温病"未尝见其不殆"的事实,才有了"守古法不合今病"的怀疑。以吴有性为代表的医家尊经而不泥古,在大量实践经验的基础上推陈出新,对温病学展开研究,开辟了传染病研究的新方向。六气学说中说"六气有限,现在可测,杂气无穷,茫然不可测。专务六气,不言杂气,岂能包括天下之病欤!"虽寥寥数语,却脱离了前人"六气病因说"的旧论。在医学不发达的旧社会,这样有深刻见地的探索,对医学的贡献和创新的思想更应当赞扬。这种理论与实践也呈现高度的统一,新的和谐的出现,无不体现出科学新奇之美的特质。

新奇美在审美过程中具有极为重要的作用,因为在审美领域新奇美总是以它独有的魅力大放异彩,受到人们的特殊宠爱,而且越来越显示出其不容低估的独特审美价值。因为人最原始的审美要求即是好奇心。从辩证唯物主义的角度来看,人的认识、科学的发展是永无止境的。一个新的科学问题解决了,伴随而来的是人们在创新精神指引下产生的新奇理论。历史在无止境的探索中前进,新奇美也会潜移默化地改变着人的思维方式,培养着人们的创造力,召唤着人们创造新的生活奇迹。

虽然由于人的认识和条件的局限,中医学中某些"美"的科学内涵还暂时得不到证明,但是"以美为真""以美达真"的科学研究方法,让我们相信真理性总有被证实的一天,也坚定了我们对中医理论科学性和真理性的信心。

(郝日雯)

第三节　对称之美

一、中医学存在广泛的对称性

(一)人体阴阳对称美

人的形体美,是指人以脏腑为中心的包括脏腑、气血、经络、肢节、肌肤、筋骨、官窍等器官结构和功能上的对称统一与和谐。从这些表象判断内在脏器的健康状况。

人体中的阴阳可以从不同角度来相对的描述:比如外表为阳,则内部为阴;背部为阳,则腹部为阴;脏为阴,腑为阳,这就是阴阳对立性和一分为二的法则,根据人体的部位和脏腑组织的生理功能遵循自然界普遍的对称美的规律,概括出人体阴阳相对属性。人体的和谐健康运转需要物质基础和功能状态的共同保障。人体的物质基础就是五脏六腑,人体的上下、内外、左右、前后、表里等部位划分为阴阳两类属性;功能状态也是指脏腑的功能,这些对立统一状态组成了阴阳对立的对称性美,气血为人之根本,气机升降出入的运动形式构成了动态变化的美,比如兴奋与抑制、寒与热、烦躁与安静、小便的清黄、大便燥结与稀溏、皮肤的润泽、脉象的沉浮,这些生理状态都在无形中遵循着对称的美与健康,破坏了这种平衡就会造成不对称的病理状态。以上体现了中医对于医学理论的升华和临床实践指导。

(二)人体经络对称美

人体还有复杂的经络系统,经络系统由经脉和络脉组成,经络系统中有两条对称轴,那就是行于身体前正中线的任脉和后正中线的督脉,人体的左右两边以此为中轴形成左右对称的经络系统。

十二经脉左右对称地分布在头面、躯干和四肢,纵贯全身。阴经属脏络腑,阳经属腑络脏,阴阳配对,就形成了十二经脉属络表里关系。根据十二经脉在身体中的走向,又与脏腑器官有了相应的联系。手三阴从胸走手,手三阳从手走头,足三阳从头走足,足三阴从足走腹。其循行交接规律是相表里的阴经与阳经在手足末端交接;同名的阳经与阳经在头面部交接;相互衔接的阴经与阴经在胸中交接。十二经脉的气血循环流注是周而复始、如环无端的,从肺经开始,至肝经而终,再由肝经复传于肺经。

任脉起于胞中,包围着女性的子宫和软组织部位,直线上升,经肚脐的神阙穴到腹腔、到咽喉,到承浆穴,连接脉络绕嘴唇一圈于面部,任脉为阴脉之海,连接着人体的手三阴、足三阴,也就是六条阴经:心经、心包经、肝经、肺经、脾经、肾经。督脉起于胞中,由会阴历长强,循背里行至大椎穴,上到风府入于脑与任脉会合。督脉为阳脉之海,连接手三阳、足三阳,也就是六条阳经:胆经、胃经、小肠经、大肠经、膀胱经、三焦经。两条经脉一阴一阳,一前一后,形成对称的循行。

二、对称性是和谐的基本保证

对称的概念是很宽泛的,它是构成感官美的核心所在,为什么这么说呢?我们可以从对称的起源说起,其最初是日常生活中的概念,长期生活经验导致人们不自觉地在生产生活中接受对称,创造对称。原始人类在彩陶的纹样上、在器皿的造型上都表达了这种对称意识,事实上在不自觉间这种规律已潜入到人类的大脑之中,而又不自觉地将之运用在对生活态度的表达之中。最初是为使用的方便、合理而产生的,到了后来,特别是几何形意识的出现,才形成了艺术创造的审美基础。天圆地方,气势恢宏。对称与美密不可分,匀称给人以美感与精神享受。赏心悦目的图形充满了对称的元素,比如轴对称、中心对称等,圆是最美的对称图形。如果你游览过北京,那你会感叹皇家园林的大手笔,会赞美京城建筑的登峰造极。你眼中的美恐怕离不开对称的建筑美,北京城可以说是人类至高智慧的结晶,北京城的整个布局就是以故宫所在地为中轴线的,国家体育馆也以此为中轴线选址建成,无论是左右两侧的建筑还是每一个独立建筑本身都极尽对称之美。例如明清皇帝祭天的场所天坛,其主建筑祈年殿蕴含了丰富的对称美元素和敬天的建筑思想,大殿内的陈设也是沿中轴线一分为二,左右对称为范式修建。你一定见过太极阴阳鱼图,很多中国元素的展览或者建筑,标志上都有这种图形的展现,当你认真注视它的时候会有一种动静结合的美感,那是一种动态中的对称美,给人以极高的艺术享受,而阴阳转化互生的动态美更加增添了太极图的神秘美感。

如人们陈列物品时,总习惯于左右均衡地摆设,这是人的行为规律。再如,人的面部器官左右两边分布相同,这是进化过程中形成的规律,随着这一概念在各学科中的应用,这个定义逐渐严谨起来,侧重点也各不相同,如在数学上,它的意义是对称变换,在物理学、地质学中研究晶体的对称性质,则有了对称中心、对称轴、对称型等概念。而在艺术设计中,对称这个概念则是从形式美法则中归纳出来的。从视觉上讲,它是均齐之美;从心理感觉上讲,它是协调之美,其他形式美法则均是与之相联系的。从本源上讲,对称规律是与人类生产、生活相适应的。从人类孩提时期制作工具、物品的时候起,就逐渐感觉到对称的形成要适合生活和生产劳动的要求,使人感觉到方便和舒适,久之便自然的对此产生一种美的感觉。这种感觉作为人们的一种审美尺度,便很自然地与心理感觉联系在一起了。与物如此,对人也是这样,《论语·雍也》有云:"中庸之为德也,甚至矣乎!"何晏集解:"庸,常也,中和可常行之道。"所谓"中庸之道"即是"恰到好处",而非简单的不偏不倚。而中医所言之对称美首先是视觉之美,健康的人形是以任督二脉为对称轴形成的人体的左右对称,破坏了对称就会有脊柱侧弯压迫脏器、损害一侧肢体运动功能的危害,经络系统左右各有一套,广泛分布于全身。和谐即协调,是事物在矛盾对立的诸多因素相互作用下实现的统一。人的和谐感觉是与自然的和谐规律相统一的,它是一个合理的自然的运作规律。对称狭义上是指形态、结构的均衡状态,广义上则应理解为动态变化的均衡统一和由此产生的连续、统一的规律。中国文化十分讲究对称美,四合院门前的石狮子,左右对称的楹联,大门环上装饰的神兽,包括过年过节贴的门神,进入室内的家具陈设,都以对称为基本的法则。对称美是艺术设计的美学核心,而中医学的美学也是以人体对称为核心的,人体左右对称通常是身体和谐的表现,此外还有人体气血的平和,所谓左升右降,协调循环。中医学对于人体气血平和的理解是分阶段的,比如女子以七为基数,人生阶段中有七、二七、三七等的气血盛衰表现,幼年、青年、中年、老年各有气血生长衰老的变化,在生活的年龄段保持不同水平的阴阳气血平衡,便拥有了自己和谐的一生;而男性则是以八为基数的生长变化,这些规律又迎合了自然界春夏秋冬,有生发有收藏、有旺盛有衰落、有鲜活有静美的自然界规律,反其道而行则毁坏规律,放弃和谐。我们常见到的一个破坏对称性的身体不和谐的例子,中风偏瘫,以人体中轴线为对称轴的左右身体的形态和功能都出现了不对称,因此患者会有走路姿势不美观,左右面部不对称,一侧嘴角吃饭的时候会漏出食物,左右上肢不能同时抬起。这一切的身体不协调正是破坏对称美的。所以说对称美是从动态变化中感受的美，并不是静止的油画，停留的对称。在临床上选择治法也就是要纠正这种偏斜导致的不对称，中医的正骨之法与西方的整脊疗法，神似而殊途同归，共同解决左右失衡所导致的疾患，为人类解疾困、谋福祉。

（曹　育）

第四节　简　洁　之　美

所谓"简洁"，是指科学理论能以简单的形式来概括其深广的内涵，即一个科学理论越概括，它所涉及的事物种类也就越多，它的应用范围也就越广泛。越是简洁的科学理论，其科学美学的价值也就越大，也就是"大道至简"。在科学史上有很多"大道至简"的例子。如牛顿力学的三定律，简洁优美地描述了自然界的规律，曾被认为是终极真理。爱因斯坦的狭义相对论，是对牛顿力学的突破。他提出的质能方程 $E=mc^2$，被认为是狭义相对论的基础，同时奠定了新的时空观。还有门捷列夫的化学元素周期表，麦克斯韦的电磁学方程式等，都是以简洁的表达方式揭示了纷繁复杂的事物表象背后的规律，充分体现了科学的简洁之美。

一、言简意赅的中医学理论

古圣人仰观天象，俯察地理，近取诸身，远取诸物，感悟到"道生一，一生二，二生三，三生万物"。《易传》概括为："易有太极，是生两仪，两仪生四象，四象生八卦。"这里的"一"就是指太极，意思是在天地未分之前，元气混而为一。在太极图中就用圆圈表示，如此博大精深的中国文明之源，却以如此简单明了的方式呈现出来。这里的"二"就是指阴阳两仪，在太极图中用黑白两色的阴阳鱼来表示两者之间复杂的相互关系。阴阳鱼太极图是阴阳学说理论的平面模式图，是中华民族智慧的表达，它完美而精确地概括了阴阳的概念以及阴阳学说的基本内容。

五行学说的产生，来自于人们对自然界金木水火土等物质生活资料的认识，进而推广到认为世界上的一切事物，都可概括为木、火、土、金、水所代表的五类基本属性。同时，还以五行之间的生、克关系来阐释事物之间的相互联系,认为任何事物都不是孤立的、静止的,而是在不断相生、相克的运动之中维持着协调平衡。

阴阳五行学说作为中国古代哲学思想,在秦汉之际已趋于成熟,当时古代医家在长期的医疗实践中已经积累了丰富的经验,但是由于历史条件的限制,还不能将这些经验上升到科学理论的高度。于是阴阳五行学说就被古代医家作为说理工具应用到中医领域中,并成为构建中医学理论体系的框架。

阴阳的本义是日光的向背,引申为凡是运动的、向外的、上升的、温热的、明亮的事物和现象都属于阳;相对静止的、向内的、下降的、寒冷的、晦暗的都属于阴。应用到中医领域,在人体具有推进、温煦、兴奋等作用的物质和功能统归于阳,具有凝聚、滋润、抑制等作用的物质和功能统归于阴。由此可见,阴阳所包含的内容极为广大。《易传》中说"一阴一阳之谓道",《素问·阴阳应象大论》说:"阴阳者,天地之道也,万物之纲纪,变化之父母。"而就其结构来说,却极为简单,如《素问·阴阳离合论》中所说,"阴阳者,数之可十,推之可百,数之可千,推之可万。万之大,不可胜数,然其要一也"。

传说中的文王演八卦,八卦的基础就是阴阳。最早记载八卦的书是《周易》,产生于西周时代,全书用阴爻"--"和阳爻"—"两种符号来代表阴阳。由这两种符号组成了乾(☰)、坤(☷)、震(☳)、艮(☶)、离(☲)、坎(☵)、巽(☴)、兑(☱)八种模型,分别代表天、地、雷、山、火、水、风、泽八类现象,进而代表了万事万物发展变化的规律。因而,八卦是古人对自然界事物的运动变化进行审美的萌芽,充分体现了阴阳理论的简洁之美。

阴阳学说广泛地应用于中医学各个领域,如以阴阳学说说明人体的组织结构,"人生有形,不离阴阳";说明人体的生理功能,"生之本,本于阴阳""阴平阳秘,精神乃治";说明人体的病理变化,如"阴阳离决,精气乃绝""阳盛则热""阳虚则寒"等;说明疾病的诊断,如"善诊者,察色按脉,先别阴阳";说明疾病的治疗,如"阳病治阴,阴病治阳"等等。

五行学说反映了古人试图通过各种物质元素之间的关系,去把握世间万物的本质联系以及各自特性,蕴含着古人对自然美的整体性特征的探索。如《孙子兵法》中说:"声不过五,五声之变不可胜听也;色不过五,五色之变不可胜观也;味不过五,五味之变不可胜尝也。"五行学说在中医学中的应用非常广泛。在以五脏为核心的整体观中,就包含了五志、五体、五液、五音、五畜、五方、五季,以及日月星辰变化、农事、祭祀等大量的内容。其美学意义就在于强调将人体科学与自然事物进行联系,以取象比类的思维方法,试图揭示自然事物之间、人与自然之间、情感与事物之间的密切相关性。它以五行的特性来分析人体组织器官等的五行属性，以五行的生克制化来分析以五脏为中心的五个系统之间在生理、病理上的联系，并在此基础上，用于疾病的诊断、治疗和判断预后等。如"见肝之病，知肝传脾，当先实脾"，就是说肝主升发而归属于木，脾主运化而归属于土，二者存在木克土的关系。当木太过或土不及，这种平衡就会遭到破坏。木若过于强盛，则克土太过，造成土的不足，即"木乘土"；或土自身不足，造成了木克土的力量相对增强，使土更加不足，即"土虚木乘"。在临床上，见到肝系统的症状，根据五行的相互关系，就能够预见到脾系统的问题，从而采取相应的措施，体现了未病先防的思想。在这个过程中，五行学说作为科学推导的前提，符合科学美学的"简洁性"标准，即能以较简单的理论推导出尽可能多的事实。

中医藏象理论包含了人们对藏于体内的内脏，以及表现于外的生理、病理现象的认识。古代医家在长期的生活、医疗实践中，对脏腑功能活动、脏腑与形体官窍的关系，乃至情绪行为的相关表现等认识已远远超越了解剖学的范围。因此它以比较简单的形式，表现了相当丰富的内容，具备了"简洁性"的科学美学特性。中医的"证"是疾病发展过程中某一阶段病理属性的概括，包含了病因、病位、病性、病势、病机等丰富的内容，可以直接指导临床立法组方，而"证"的名字却都非常简明扼要，是科学理论简洁性的典范。在病因理论中，南宋陈无择首创"三因论"，将纷繁复杂的病因归纳为"外因""内因""不内外因"三大类。清代程国彭将病因概括为风、寒、暑、湿、燥、火等外感六字，以及喜、怒、忧、思、悲、恐、惊、阳虚、阴虚、伤食等内伤十三字，共计十九字。这样一种归纳，就将疾病无限繁复的具体病因统统包罗于"三因""十九字"中，体现了科学理论的"简洁"要求。而对医疗实践具有重要指导意义的"八纲"，将所有疾病类型概括为"阴、阳、表、里、寒、热、虚、实"八个字，更可谓简洁至极。

二、简洁性与复杂性的统一

简洁只是科学理论的外在表现，它与复杂是一种对立统一的关系。也就是说，表述简单的概念必须包含深刻丰富的内容，否则就不是科学意义上的简洁。只有科学理论形式上的简单性与内容上的复杂性高度统一，科学理论才具有实用意义和美学价值。简单性与复杂性是相对的，二者不可分离，它们都有其存在的客观基础。自然界既有简单性的一面，又有其复杂性的一面。

例如中医"证"的描述只需几个字便可完成,但是"证"的确立,却是在中医理论的指导下,对望、闻、问、切四诊检查所获得的临床资料进行分析、归纳的结果,在这个过程中,还需要注意患者体质与自然、社会因素对四诊信息的影响,"证"与"症"的鉴别等诸多方面,才可能得出一个与客观事实尽可能符合的"正确的"临床诊断。在这个过程中,既需要有扎实的中医理论功底,又需要有一定的临床经验,才能透过大量复杂的表象,做出关于疾病本质的正确判断。因而"辨证"的过程就是简洁性与复杂性相统一的过程。

中医治则是在中医临床治疗中应遵循的基本法则,如治病求本、扶正祛邪、调和阴阳、三因制宜等。这些基本法则看似像常识一样简单,实现起来却并不容易。如运用"治病求本"这一法则时,必须正确处理"正治与反治""治标与治本"之间的关系,有些疾病所表现出来的证候与疾病性质不符,也就是出现"假象"。比如脾虚不运所引起的脘腹胀满,应以健脾益气法来治,从而达到消胀除满的作用;因伤食所引起的腹泻,不仅不能止泻,反而要用消导通下的方法消除积滞。这就是"塞因塞用""通因通用"的反治法。

具体的中医治法虽然只有八个字:汗、吐、下、和、温、清、补、消,但是在具体应用过程中却需要复杂的斟酌、权衡和组合。《医学心悟》中曾说:"一法之中,八法备焉,八法之中,百法备焉。"就反映出治法中的简洁性和复杂性。如气虚、血虚、阴虚、阳虚可引起便秘,采用相应的补气、补血、滋阴、兴阳等"补"的治法可有效改善临床症状,从而产生了"下"法的效果。这些有效的治疗方法的选择,是建立在对科学理论简洁性之下所包含的复杂性内容有深刻理解的基础之上的。只有具备对中医科学美的审美能力,才能正确认识简洁与复杂的辩证关系,从而在临床应用中做出正确的决策。

另一方面,大量复杂的科学事实必须上升为简单明了的科学理论,才能执简驭繁,产生较强的生命力和美学特征。科学研究的目的就在于发现事物各种复杂现象背后隐藏着的本质关系。现象多变难于把握,而本质的要素较少,容易把握,也较为稳定。科学的抽象就是要把对象要素从复杂的客观世界中分离出来,只有经过这种抽象,事物复杂现象背后的秩序及其简单性才会显现出来。载方六万多首的《普济方》与仅有数百方剂的《伤寒杂病论》相比,前者的内容虽然也是医学实践的结晶,但却更多是临床经验的积累,而缺乏医学理论的升华。

(王　杰)

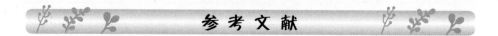

参考文献

[1] 陈荣华,赵永耀,易其余 . 中医美学 [M] . 北京 : 中国中医药出版社,1991.

[2] 陈明华 . 孙思邈中医美学思想初探 [J] . 医学与哲学,2005,(26):69-70.

[3] 周波等 . 论《黄帝内经》的"形与神俱"、调神及治未病——兼探讨藏象象数模型与脏的实质 [J] . 辽宁中医药大学学报,2014,16(6):133-134.

[4] 吴迪 . 喜相逢——传统图案中的对称美 [J] . 黑龙江科技信息,2008,(10):137.

[5] 楼毅云 .《黄帝内经》天人相应观与妇人月事 [J] . 中华中医药杂志,2008,23(11):958-960.

[6] 恩格斯 . 自然辩证法 [M] . 北京 : 人民出版社,1957:207.

[7] 王旭东 . 中医美学 [M] . 南京 : 东南大学出版社,1989.

[8] 徐瑛 .《内经》理论体系的科学美学思想 [D] . 北京 : 北京中医药大学,2018.

[9] 张成博,程伟 . 中国医学史 [M] . 北京 : 中国中医药出版社,2016.

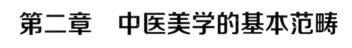

第二章 中医美学的基本范畴

第一节 象——中医美学的审美依据

中医审美有着其特有且丰富的内涵,按照中医的整体观念,运用独特的思维方式全面地评价人的健康水平和医疗效果,是中医学独特的价值观念和认识工具。中医审美也从理论上确立了中医学的现实价值,用美学的方法认识中医学的内涵。中医理论作为中国传统文化的标本,充分表达了中华传统文化的精髓及丰富的人文精神和审美特质。在中医学术体系建构中,知识、道德伦理因素固然起作用,但审美因素也发挥了它的作用。审美因素作为人类的心理要素,影响人类对客观事物的认识。从美学的角度看中医,我们总能在一脉相承的历史中和浩瀚的典籍中发现所蕴藏的美学宝藏。同西方美学相比,中医的整体理论体系,从诊断到辨证论治都表现出中医思维和谐统一的特征,而基于此特征的中医审美思维,指导着中医的临床辨证论治和美学鉴赏。

中医审美思维通过唯象思维,对美进行彰示。这个"象"有感性的、具体的、可见的特征;可以是对自然界的类似事物进行模拟和反映,也是事物运动变化的表现。唯象作为中医的重要思维方式,观物取象-立象尽意-取象比类是三个不可分割的阶段。它使中医使用的自然语言具有了高度的哲学概括性,在认识论、方法论以及审美学方面显现出了实际意义。

中医学中关于"象"的概念,源于《易经》。《周易·系辞下》中写道:"古者包牺氏之王天下也,仰则观象于天,俯则观法于地,观鸟兽之文,与地之宜,近取诸身,远取诸物,于是始作八卦,以通神明之德,以类万物之情。"可以认为是象论的总纲。它包含了两个层面的意思,一是万物以象来显现;二是认识万物必须通过观象和比类。取象和比类作为唯象的基本模式,从隐喻的视角揭示中医理论的构建和认知过程。《周易·系辞上》曰:"圣人有以见天下之赜,而拟诸其形容,象其物宜,是故谓之象。"象思维是人类认知发展过程中的自然产物,广泛应用于文学、艺术、自然科学等领域,是中国古人生命智慧的重要体现。"象"思维避免了对于永恒流动着的生命时间的机械分割,而以整体类推的方式帮助人们摆脱语言的局限,以事物外在的客观现象为依据,运用联想、类比、推类的方法来表达。"象"则是一种动态思维,宽泛、包容,处处体现着生动、形象。象具有美的意义,是中国传统文化中美的内在基因。《庄子·知北游》写道"天地有大美而不言",因为天地的"大美"不可言,故而用"象"来形容,使"美"变得具体生动起来。体会这种美的过程也是感受"象"的丰富多彩的过程,这其中各种感觉并不割裂孤立的存在,反而在联想叠加中引发出更为广阔而生动的美感。所以,由"象"达"美"的实现也是人的自身生命感知的实现。正如《周易》的取象是"近取诸身,远取诸物""以类万物之情"(《周易·系辞下》),这个美就是从生命的呈象中实现的。

中医学理论中的"象"广泛见诸于自然、人体生理与病理等方面的解释。"象",广泛见于中医理论医著中。早在《黄帝内经》的《阴阳应象大论》《六节藏象论》《平人气象论》等篇章中就有"象"方面的论述。后有唐·王冰的"象,谓所见于外,可阅者也";明·张介宾的"象,形象也。藏居于内,形见于外,故曰藏象"等。中医学体系中的象思维也体现在对于生命规律的解释、临床诊疗方法以及阐释药物性质和确立治则治法等方面。

一、自然之象

中医学认为,人与自然有着物质的同源性,自然环境中又存在着人类赖以生存的必要条件。《素问·生气通天论》谓:"自古通天者,生之本,本于阴阳。天地之间,六合之内,其气九州、九窍、五脏、十二节,皆通乎天气。"提出了"天人合一"的哲学思想,自然是大宇宙、人体亦小宇宙,把人放在宇宙自然中考察,形成了人与天地相参的生命整体观。正如有学者所言"美的'在世结构'是'人与世界的融合为一'"。这样的思维方法体现了深刻的美学特质。

五行,即木、火、土、金、水,作为构成自然界最基本的五种物质,并且由其运动产生宇宙万物之象。对五行的基本特性,《尚书》释为:"水曰润下,火曰炎上,木曰曲直,金曰从革,土爰稼穑。"以五行特性为依据,将自然界中的各类事物和现象的某种性质和作用特点,与五行特性相类比,把类同于某一特性的事物和现象归纳于某一行中,构建了五行系统存在于自然之物,皆谓之"象"。中医学之五行、五味、五色、五化,以及寒热燥湿暑风、人体阴阳精气等方面的认识,均基于此观点。

二、脏腑之象 •

藏象学说是中医基础理论的核心内容。"象"含义多指表象、现象、征象，是内脏的外在表现，是"藏"的正常和异常变化的外部表现。不仅如此，亦深受古代哲学思维的渗透而具有多种含义。《素问·阴阳应象大论》说肝在窍为目，心在窍为舌，脾在窍为口，肺在窍为鼻，肾在窍为耳，指出了五脏与五窍的关系。《医原·望病须察神气论》说："夫人之神气，栖于两目，而历乎百体，尤必统百体察之……神气形者，有光有体是也……光无形，主阳主气；体有形，主阴主血。"藏象学说是宏观、整体的意象思维的典型产物。因而该理论必然带有典型的模糊美色彩。唐代王冰曰："象，谓所见于外，可阅者也。"明·张介宾在《类经》中亦注："象，形象也。藏居于内，形见于外，故曰藏象。"所以藏象之"象"是指脏腑表现于外的生理、病理征象。古人在古代解剖知识的基础上，在保持机体完整性的前提下，通过观察人体在自然环境中的动态表现，通过对"象"的观测来探讨人体内外的相关性和生命以及疾病变化的规律。通过这个"以表知里"方法，构建了以象为内容的藏象学说。藏象学说不完全以实体解剖为基础，而是根据外在"象"来探索人体内部功能结构，此法必然使其理论带有模糊美，但这种模糊美的科学意义恰恰在一定程度上凸显了对整体性的重视。另外，藏象理论在整体上轮廓清晰，易于辨识，但在细节上却模糊不清。模糊并不意味着绝对不精确，忽略某些细节反而会使要把握的部分更加明确。模糊之象还能激发想象力，促进创造性思维，也给后人留下无尽的思考空间。同时也反映了复杂性、多样性、和谐性的内涵以及由此产生的愉悦、新奇、震撼的崇高情感。

"经络"乃是经脉和络脉的总称。而如《灵枢·海论》指出"夫十二经脉者，内属于腑脏，外络于肢节"，其联系内外。又如《灵枢·本藏》指出："经脉者，所以行血气而营阴阳，濡筋骨，利关节者也。"综上可知，"经络"是人身血气运行，并联系脏腑及体表的通道的形象称谓。"经络"这一形象而概括的称谓正体现出中医生命思想的深刻性与艺术性。如果说中医的"藏象学说"是从天人宇宙关系入手，法象四时阴阳，对于形神合一的人的生命呈象，而"经络"则是在人身对气化生命运行机理的形象演示。生命的气血通过经络内与五脏六腑相系，外达筋骨皮肉，以腧穴打开内外生命宇宙的气流通道。所以，经络是联结人与天地宇宙的通道，同时也将我们的身心相关联，从而实现生命的周游。"地有十二经水，人有十二经脉"，古人从中国十二条江河的出入方位,奇景异彩,感自然之美,应人体之美,利用类比尤其是十二经水的方位出入,从而确定了十二经脉的大小、深浅、广狭、远近等宏观数据,为经络系统的形成打下了坚实基础。"凡此五藏六府十二经水者,外有源泉而内有所禀,此皆内外相贯,如环无端,人经亦然……"正是天人合一自然观典型美的真实写照。《灵枢·九针十二原》曰:"经脉十二,络脉十五,凡二十七气以上下,所出为井,所溜为荥,所注为输,所行为经,所入为合,二十七气所行,皆在五腧也。"井:象征经气如泉水初出的源头;荥:指经气稍盛,如涓涓流水的小溪;输:指经气渐盛,如水流灌注;经:指经气更盛,有如滔滔江水经过;合:指经气充盛,汇合在一起,有如江河归入大海。生动描绘了十二经脉的经气从四肢末端向肘膝关节以致脏腑流注的过程中,呈现出由浅而深、由微而盛的层次美。中医学中所展现的"象"尽管模糊,却是真知;人们通过观象得到的这种知识,可以使思维的空间更加宽广,不受结构的约束,只接受实践的检验。因此,灵动的美和深远的美感幽远而绵长。

中医的"象"不仅反映了整体美,而且体现在整体与局部的和谐统一上。中医对人体"象"的观察多凭经验探索和推理式的抽象,但是所包含的美学原理与现代控制论美学原理也显现出了基本的一致。都是用不分解的手段来研究,在保证被研究对象在正常活动的状态下,通过研究对刺激的反应来探索象的本质和规律。中医的四诊,通过"望、闻、问、切"四诊合参的方法对病人的生命信息进行观察,多方位地探知内在脏腑的功能变化。"脏腑藏于内,必象形于外",包括面诊、舌诊、脉诊等皆是如此。望体象、面象、神象、手象、舌象,闻气象、声象,问隐象,切脉象,观内象,参微象,皆为象诊之术。见一叶而知秋,是象诊的特征,诸象合参,可增加象诊的准确性。唯象,是形与神的统一,是创新之源,合于大道。唯象是四诊的原则,象中有数,有规律,查病诊象,找到病中象的规律,以医理诠释,这些局部之所以能反映整体,《内经》中有不少这样的论述,《灵枢·五阅五使》的"五官五阅,以观五气。五气者,五脏之使也……五官者,五脏之阅也。"《灵枢·五色》中有专论人体脏器和肢节的信息点在面部的分布位置及其与五色相配的关系,色青黑赤白黄,"以五色命脏,青为肝,赤为心,白为肺,黄为脾,黑为肾",通过体察五色在面部的表现,推知内脏疾病的变化。《灵枢·阴阳二十五人》中有"美眉者,足太阳之脉气血多;恶眉者,气血少;其肥而泽者,血气有余;肥而不泽者,气有余血不足;瘦而无泽者,气血俱不足。审查其行气有余不足而调之,可以知逆顺矣"。形色都是人体美的要素,体察形色也是中医审美的实施。

无论是四诊所查还是体察形色,都属于人体诸脏的"外候",即内脏的外在之"象"。这些"外候"或"象形"的取得,只是中医诊病的初级阶段,必须进一步辨证才能完成,得出病证的定论。这些"外候""象形"是临床辨证的客观依据。辨证就是根据以上所得进行分析、辨清疾病的原因、性质、部位、邪正之间的关系,才能为立法和处方用药提供科学依据。由此可见,临床辨证的实施也就是中医审美的实施,而"象"就是中医审美的客观依据。

中医对"象"的把握,不只是通过解剖人体等纯理性的观察,而是用感知的思维方式。中医的脏腑不同于西医的脏器,认识论的关键就在于此。以心为例,西医的认识论仅能得出它与"血""血管"等唯形的联系。而中医的"心"除了西医所讲的形态,还包括颜色(赤)反映了视觉,季节(夏)反映了综合感觉,情志活动(喜),味道,方位,时间,等等。《素问·灵台秘典论篇》中关于器官的描述借用了官位职能描述功用关系:"心者,君主之官也,神明出焉。肺者,相傅之官,治节出焉。肝者,将军之官,谋虑出焉。胆者,中正之官,决断出焉。"即是以"人事"来应象的。明清医界的"心脑之争"、儒家"心学"的分歧都源于"心"的认识分歧。意图将"心"从形而上、形而下的分离来认知,则意味着"人"的身心分离,结果是可想而知的。而《黄帝内经》以人事喻心,又以"心"与人的实际生命特性来迎合"人"与"天地人"大宇宙的生命大道,才符合"道器合一"的"形而中"的智慧。因此,在中医理论中,中医对"象"的认识过程,是对人体科学中事实进行概括与抽象,按照美的规律塑造出这种"象"的。中医对"象"的掌握和运用,包含了认知、评价与审美,通过知情意的结合,来达到认识论上主体与客体的统一、认识与存在的统一。

中医的"象"从各个方面反映了人的整体美、结构美和动态美。体现了真善美统一的认识论,用一切可能的感觉器官,调动感性和理性多种思维形式,这个认识的过程是一个去伪存真的过程。唯象也成为中医审美的主要形式,成为一个富有魅力的中医美学审美概念。

(郝日雯)

第二节 意——中医美学的实现途径

"意"是中医学重要的思维和认识过程,是实现中医审美的重要途径。"医"的字形演化本身就是一个以笔画为载体,通过"意会"来传达"医"之内涵的过程。甲骨文中"匚"，表示筐子；"矢"表示箭支，合起来的本义就是箭筐。篆文承续甲骨文字形。金文中"醫"字的"殳"，表示持械打击；"酉"，表示药酒，合起来的意思是用药酒为殴打、箭伤等外伤消毒。因而造字本义是用药酒为战斗后的箭伤消毒、治疗。篆文承续金文字形，用"巫"代替"酉"，表明了古代巫、医同源的一面。这是通过观察、思考和分析笔画所描绘的"象"，从而领会字形背后要传达的意思。"医者意也"，医生要根据患者的症状、体征等所代表的"象"，潜心思考和研究，去认识和领悟疾病的本质，从而找出适合的治则治法。在这个过程中，"意"发挥了重要作用。

　　"意"与"象"是两个互为因果、密不可分的美学范畴。《周易·系辞上》云"圣人立象以尽意"，也就是圣人用确立《易》中"象"的办法来充分表达自己的意念。取象法是《周易》最重要的思维方法，故《周易·系辞下》说：《易》者，象也；象也者，像也。"它以爻象、卦象及易图为载体，以宇宙万物在人脑中的印象为中介，将卦爻象与印象相比照，通过印象使卦爻象与宇宙万物之象联系在一起。这种以"象"为工具，去模拟、认识、领悟客观事物的思维方法称为取象法。这种取象不仅仅是对外部形象的具体描绘或结构比类，更重要的是从功能、属性等角度出发，凡是具有相同或相似的功能、属性，时空聚合度相关的事物，即使结构、形态不同也可归属为同类，纳入同一卦象。这种思维方式属于"形象思维"的范畴，其过程可划分为两个阶段：初级阶段是对形象信息进行初步加工，使之从表象上升到意象，再运用意象对客观事物进行形象识别和联想，以反映、认识客观事物的过程。即由"形"到"意"，再由"意"到"悟"；高级阶段是对意象进一步的加工，通过想象创造新的形象，并运用新的形象，通过想象来反映、认识客观事物的内在本质与规律。意象思维通过观物取象，即由外在物象内化为观念形象，来探求世界的神妙奥理，是领略中医之科学美感的重要途径。

一、《黄帝内经》中的"意"

　　意象思维对中医学的影响，主要体现在藏象学说的建立和临床的诊断与治疗上。它从根本上奠定了中医学"以象定脏"的藏象整体思维模式，它所确立的脏腑概念，已不再是人体脏器实体的一个简单映像，而是一种思维创造，它使得脏腑的概念具有了模型的性质。《素问·五脏生成篇》提出"五脏之象，可以类推"，肝象木而曲直，心象火而炎上，脾象土而安静，肺象金而刚决，肾象水而润下。由于五脏之象可以类比于五行之象，因而具有了五行的属性和特征,从而确立了相应脏腑的功能特征。意象思维对《黄帝内经》藏象学说的形成产生了三个方面的影响。一是提供以象测脏的方法,通过脏腑表象与五行之象的对比,而推演脏腑的功能特性。如胆应八卦巽象、五行象木而主怒,主胆识,主决断;二是将藏象分类并系统化,根据观察所得的"物象",将与脏腑密切关联的形体、官窍、情感、意志等通过关联、比对功能、属性的相似性而归属于不同的脏腑系统。三是着重由形态至功能的深化。在观物取象的过程中,脏腑本身的解剖结构,已远远不及它所表现出来的生理、病理状态重要。因为"象"比"形"更加具备整体性和多样性,更能反映脏腑状态的实质。

在中医诊断的过程中,医生通过"望、闻、问、切"四诊收集病情资料,患者的神、色、形、态、舌象、脉象等都是不同形式的"象",医生运用中医理论对这些"象"进行分析,把主观的经验和客观的征象结合起来,就形成了一系列的"象"——意象,在这个基础上,以意象为基本单元,运用联想、类比、形象等方式,归纳出证候类型。这个过程就是意象思维的过程。在这里,意象思维强调对客观事物进行全面的系统考察,强调实践。一定要有丰富的实践经验,才能具备较强的意象思维能力。如每个人对舌象"暗红"还是"红"、舌苔"薄白"还是"白腻"的判断不一,对脉的体会更是不一而足,如果实践经验不足的话,甚至会出现"心中了了,指下难明"的情况。因而,对"象"的辨别和分析能力,直接影响着"意"的程度和水平,从而产生对疾病的判断和治疗效果千差万别的现象。

《黄帝内经》中的意象思维属于科学审美思维。这一点与优美的诗词和写意的山水画所带给人的艺术审美思维不同。从审美意象构成要素"情"与"理"的关系来看,《黄帝内经》的审美意象是"理"大于"情",它的意象思维主体是冷静而理性的。如藏象学说是古人根据相关生命活动的外在表现,经过以理性思维为主的抽象、模拟、想象等来构建的人体脏腑功能关系图,体现"有诸内,必形诸外"的认识论基础和"以表知里"的科学方法论,因而具有深刻的科学理性美的品质。

二、"意"的本质

"意"的本质是一种直觉认识。直觉认识是不需经过逻辑分析而直接洞察事物本质的思维过程,是一种超越一般感性与理性的内心直观方法。直觉思维与意象思维是紧密相连的,直觉思维在意象思维所提供的基础材料上进行规律的发现和理论的提升。这一特点首先表现为思维过程的直观形象性。

《黄帝内经》中的诸多命题从古人对自然和生命现象的观察而来,同时用具体事物的形象或象征符号进行直观表述。如藏象学说中属"木"的这一行,包含了肝、胆、筋、目、青、春、弦脉等诸多内容。这是取象于自然界在春天里万物生长、树木枝叶伸展的现象,将草木具有生长发育的特征抽提出来,形成具体形象的"木"所包含的抽象概念特征——升发,从而形成对肝主升发、喜条达的生理功能的认识;同时取法于自然界风的特性,类比肝在病理状态下所表现出的病情突发骤变和掉眩振摇的病理特征。可见,直觉认识使概念与形象相互渗透、巧妙结合,使形象性极强的内容能够直接、生动地展现概念的内涵,使人更容易理解概念所反映的事物的内在关系。又如中医用宣肺法可以治疗水肿,患者经过治疗后出现小便增多、水肿改善的现象。这种治法被形象地命名为"提壶揭盖法"。这一通俗而形象的直观描述,却展现了"肺为水之上源""气行则水行"等深奥的医学理论,使人们清晰地理解了脏腑相关的整体联系。

其次,表现为"意"发生过程的多向性和非完全逻辑性。意象思维是一种多向性思维,不像归纳法和演绎法那样沿着线性的单一方向进行思考,而是一种发散式的思维方式。例如《先醒斋医学广笔记》中记载,缪仲淳为李夫人治突发腰痛,腰部难于转侧,痛势甚至影响张口进食。此病发生于亡女之后,前医或从肾虚论治,或从痰湿论治,均不效。缪氏则处方以白芍、香附、橘红、白芷、肉桂、炙草、乳香、没药,加灯心草共研细末。服一剂后腰部似脱,全身疼痛,再煎滓服,疼痛尽除。这是《黄帝内经》"木郁则达之"的生动应用。缪氏不拘泥于肾虚、血瘀、痰湿、水气等一般腰痛的辨证思路,而是结合病史,在发散性思维中把握住"肝郁"这个关键因素,在意外的思路中实现了直觉的效果,使人产生了新奇的美感。

"意"的多向性,体现出当人站在不同角度研究同一事物时的思维立场。这种思维的产生,是基于人与疾病都存在不同的侧面,其与外界的联系也存在多个侧面这一事实;因而生理和病理的特征可以表现在一个侧面上,也可以表现在另一个或另几个侧面上。因此,只有多角度的考察、多侧面的思维,才有可能更多、更准确地获取疾病过程中的各方面信息,才能有效提高对疾病的诊断能力和治疗效果。

在中医的实验性研究工作中,多向性思维也有助于取得突破性进展。如获得诺贝尔奖的屠呦呦,在进行青蒿素抗疟研究的初期,实验曾屡次失败,很难取得预期效果。后因变换思维角度,改从古代文献中寻找启发,继而根据晋代葛洪在《肘后方》中记载的,治疗疟疾寒热时,用"青蒿一握,以水二升渍,绞取汁,尽服之",领悟到青蒿的抗疟成分不耐热,因而改热提取法为冷提取法,果然收到了预期的抗疟效果,科研获得成功。

"意"的非完全逻辑性,主要指意象思维不是按照严格的逻辑规则一步步地推出结论,而是在跳跃的思维进程中,突然地把握到事物的本质。在这种直觉认识的过程中,既有概念、判断的逻辑推理活动,又有形象、想象、幻想、联想的作用。伟大的古希腊哲学家、数学家、物理学家阿基米德发现浮力原理的故事,就是一个典型的意象思维顿悟的例子。当时希腊叙拉古的赫农王叫阿基米德想出一个办法来检验金王冠是否为纯金所制,有无掺假,阿基米德为此颇费心思地考虑多日,但毫无结果。一天,当他跨入浴桶准备洗澡时,发现随着身体的浸入,一部分水就从桶边溢出。霎时,一道思维的光芒在他脑际划过,"我找到了!"原来,同样重量的金银合金比纯金体积大,因而放入水中时,会排开更多的水。就这样,在经过长时间潜心思索、研究之后,由于受到浴桶中溢出来的水的启发,阿基米德获得了一种"直觉的顿悟",并由此创立了表示物体在水中所受浮力大小与物体排开水的重量关系的阿基米德定律。

三、"意"的特征

(一)"意"的整体性

人体生命活动是一个有机的整体,脏腑、经络、气血都深藏于体内,由于受"天人相应"的自然观和"身体发肤,受之父母,不敢毁伤"等思想的影响,中医学未在解剖学的方向上深入发展,而是在取象比类等思维方式的指导下,从人与自然的整体性和人体自身的整体性来分析人的生理结构和病理过程,在对脏腑的认识上建立了"藏象"学说,在对疾病的认识上,通过对"脉象""舌象"等四诊信息的收集,建立了"辨证论治"的理论体系。意象思维正是以"象"为中介和参照物,以"意"为思虑、想象、推理的认识手段,最终达到"司外揣内""见微知著"地认识人体的生理功能和病理变化,正确诊断和治疗疾病的目的。

《古今医案按》载有一个病案,说吕沧州治一幼女,症状表现为嗜卧,脸颊红赤而身不热,其他医生都认为是慢惊风,多次使用祛风的中药,十几天未见好转。吕沧州切脉时发现只有右侧关脉滑而数,其他部位脉象都正常,因而认为孩子没病,关滑脉是有宿食的表现,恐怕是由于乳母爱喝酒,酒后给孩子哺乳而引起的。后来发现事实果然如此,于是给孩子服用枳椇子、葛花,一天喝两三次以后就好了。在这个病案中,其他医生对中医理论知识的掌握也是扎实的,之所以没能正确把握病因,采取有效的治疗,与他们只关注了病变的面色和脉象变化,而未能与患儿的年龄、喂养环境等因素联系起来整体考虑有关,也与医生的经验有关。经验是医生在临床实践过程中产生的一种特殊知识,它往往带有意会的性质,而在整体性指导下的理论与实践相结合,是触发灵感火花的重要前提。

(二)"意"的模糊性

"意"发生过程的多向性认识角度和非完全逻辑性,使"意"的整个进程带有模糊性的特征。在进行取象比类时,是以"象"为基本单位,呈跳跃性联想和想象;在进行思维抽象时,则依靠直觉对"象"进行体悟;在进行结论的表述时,也需要以"象"的模式来呈现。如用阴阳学说来说明人体的组织结构时,上部、头面、体表、背部、四肢外侧为阳,下部、腰腹、体内、腹部、四肢内侧为阴;阴阳在这里是相对而言的,属阳的部位和属阴的部位并没有明确的界限。人体在疾病状态下阴阳失调时有四种表现:阴虚、阴盛、阳虚、阳盛,但是四者之间也没有明确的界定,结论的得出是一种模糊判断。治疗的过程就是通过判断疾病的偏性,选择具有偏性的药物,进行纠正,如"热者寒之,寒者热之"。通过这种纠偏的调理,使机体恢复到阴阳平和的状态。治疗的原则也是一种模糊概念。

模糊现象的产生,与认识对象的复杂性有关。模糊数学的不相容原理表明,事物的复杂性与精确性不能同时提高,也就是说,对象越复杂,精确性越低,模糊性越高。随着认识程度的深入,对事物的复杂性体验就越深刻。中医"意"的模糊性特点,反映了中医对健康和疾病复杂性的深刻认识。中医模糊思维相对于传统科学哲学如还原论、归纳——演绎逻辑等来说,具有灵活性、整体性的特点。模糊性的存在,能激发人的想象力,促使大脑进行多向性发散思维,使人们在创造性思维中领略模糊性所带来的朦胧美。

(三)"意"的随机性

"意"的发生过程,人们往往把它称为"灵感"。随机性是"意"的本质特征,也是解开"意"神奇性的关键。在中医临床治病的过程中,首先是对临床现象的收集、整理和筛选,然后提出各种可能的假说,如果符合疾病的本质,随后的治疗就会收到良好的效果。如果效果不好,就要在意识中重新组合疾病的各方面因素,或补充相关信息,提出新的假说。在这个过程中,某些平时易被忽略的因素可能上升为主要因素,而激发医生的灵感,形成与客观规律相符的正确判断。

著名医家熊继柏在他的《疑难病辨治回忆录》中记载了这样一个病案:丁

某,女,16岁,学生,1972年8月就诊。自诉半月前参加抗旱劳动,冒暑之后,渐觉左侧手足麻木,稍感酸痛,继而手足颤动,左手偏废,掌不能握,指不能摄,左腿麻木瘫软,站立不稳,行走不便,虽经治疗而病势犹增。经"补阳还五汤"加"防风"常规治疗3剂后,不仅偏枯未解,反而手足麻木加剧,更伴心烦、口苦、舌红、苔黄、脉数等症,且身体右侧蒸蒸自汗,而左侧无汗。熊老才悟到,暑热伤气在这个病例中是主要因素,与一般风中经络、营卫失调所致的偏枯不同。于是采用了益气养血和清热通络的治法,以"当归六黄汤"为主方,5剂后诸症悉减,再5剂后,其病痊愈。

在这个病例中,暑热是诱发"偏枯"的偶然因素,由于这一类偶然因素在"意"的发生过程中是一种诱导因素,并且因为它不是常规因素而难以预料。因此,使得治疗灵感的出现产生随机性。能否辨别和把握住这种随机性,依赖于医者是否具备扎实而广阔的理论基础,深厚而丰富的临床经验,以及"慧然独悟"的思维品格。"意"的随机性反映了中医治疗灵活而神奇的审美特征。

（武峻艳）

第三节 和——中医美学的基本特征

和,是中国古代哲学思想的一个重要范畴,是广泛存在于中国文化中的独特现象。"和"的本义是"声音相应",后引申为一般事物的协调,以及一些抽象关系的协调。美学里常用的"和谐""协调""中和""平衡"等概念,都属于"和"的范畴。"和"是宇宙、自然和生命发生、发展的基本规律之一,以阴阳为基本作用机制,阴阳的融合协调是宇宙万物最高境界的和谐。《道德经》中说"万物负阴而抱阳,冲气以为和",表明阴阳二气在运动变化中达到适中协调时,矛盾的双方就会出现"和"的状态,继而"和实生物",出现物质的新生。如果没有"和"的存在,整个宇宙物质只能永远处于阴阳二气"相推""相荡"等无休止的对立状态,就不可能有万物新生的出现。儒家继承《周易》及前哲尚中、尚和的思想形成了"中庸""致中和""执中"等观点。道家无为而治的思想体现为"和其光,同其尘"等。

"和"在中国古典美学中形成了"和为贵""和为美"的普遍认识。中国传统建筑在形体结构上以适中的尺度为美,这里的"适中"主要指与人的心理和生理需求相协调。如《吕氏春秋》中记载:"室大则多阴,台高则多阳;多阴则蹶,多阳则痿。此阴阳不适之患也。"从阴阳和谐的角度对建筑进行审美,体现了人与自然和谐相处的美好愿望。同样,对人体的审美也以"和"为标准和指导,如战国楚宋玉在《登徒子好色赋》中描写了一位绝色的邻家姑娘:"东家之子,增之一分则太长,减之一分则太短;著粉则太白,施朱则太赤。"正是这样"适中""和谐"的身形和面容,使人产生了无限的美感。

"和"在中医学中有广泛的体现和应用。一切事物在运动变化中都有过度、不及和适中三种运动状态,过度和不及都是恶的、丑的、病的特征,只有"适中"或"中和"才是善的、美的、健康的特征。

一、中医基础理论中的"和"

中医学的辩证思维方式是通过阴阳来概括自然界的对立统一规律。阴阳学说运用矛盾分析方法,在对立统一中把握生命运动,揭示生命活动的规律。阴阳两方面既相互对立,又相互制约,同时存在交感互藏和消长变化等关系。只有当阴阳处于相对平衡,也就是阴阳和合的状态下,人体才能保持"阴平阳秘"的健康状态,阴阳失和就会产生疾病。如《素问·生气通天论》说,"凡阴阳之要,阳密乃固。两者不和,若春无秋,若冬无夏;因而和之,是谓圣度。"血属阴,气属阳,气血与阴阳的辩证是一种从属关系,二者互根互用,互为转化,表现在生理和病理两个方面密切相关。血气和则百病不生,血气不和,则百病由生。在生理状态下,阴阳以一定的主从关系平稳和谐地消长,如"冬至一阳生"时,人体阳气渐升,阴气渐落;发展到极点——夏至时,"夏至一阴生",人体阴气渐长,阳气渐落,继续平稳有序地运动,始终处于"无过""无不及"的状态,这就是阴阳和合。

五行和合是通过木、火、土、金、水之间相生与相克的作用,形成五行制化和胜复的运动规律,使整体有了自我调节的反馈机制,从而维持五行结构的协调有序。

《黄帝内经》藏象理论强调各脏腑功能的适中、平和,也强调各脏腑之间必须保持相互资生、相互制约的关系。脏腑之气和利,才能使各脏腑功能以及脏腑之间保持和谐,从而维持人体正常的功能活动。如《灵枢·经脉》载:"肺气通于鼻,肺和则鼻能知香臭矣;心气通于舌,心和则舌能知五味矣;肝气通于目,肝和则目能辨五色矣;脾气通于口,脾和则口能知五谷矣;肾气通于耳,肾和则耳能闻五音矣。五藏不和则七窍不通,六府不和则留为痈。"反之,由外感六淫、内伤七情等因素引起脏腑不和时,也会出现相应形体官窍的病理变化,此时治疗的原则和方法,就是运用五脏之间的生克关系,采用药物、针灸或情志疗法等"益其不足,损其有余",从而恢复脏腑之和的状态。

二、中医临床实践中的"和"

(一) 病因与发病

中医学中的病因包括自然气候、情志、饮食、劳逸等诸多方面。阴阳相移,寒暑更替,气候变化都有一定的规律和限度。如果气候变化异常,六气发生太过或不及,或非其时而有其气,或气候变化过于急骤,超过了一定的限度,使机体不能与之相适应的时候,"六气"就会导致疾病的发生,成为"六淫"。

饮食是人体维持生存的营养来源,饮食化生气血,气血滋养五脏。但饮食质与量的摄入不当,也可致病,若饮食过少,"半日则气衰,一日则气少";若"饮食自倍,肠胃乃伤";若五味偏嗜,则会"气增而久,夭之由也"。

情志,是机体对外界精神刺激的正常反应,是五脏功能活动的外在表现,"人有五脏化五气,以生喜怒思忧恐"。适度的情感表达有利于五脏气机的调节,如"喜则气和志达,营卫通利",但长期、强烈、突然的情志刺激,超过了机体生理调节的范围,便会导致疾病的发生。

劳逸是人类获得生存的基本活动,劳逸结合是宝命全形的必要条件。适度的体力劳动和运动,可畅通气血、舒筋强骨、增强体质;必要的休息可消除疲劳,恢复体力和脑力。而过劳过逸、不加节制,均可致病。以《平凡的世界》获得第三届茅盾文学奖的著名作家路遥,在创作生活中几乎没有真正的早晨,通常情况下他都是在凌晨两点到三点左右入睡,有时甚至延伸至四点到五点,天亮以后才睡觉的现象也常常有,他的早晨都是从中午开始的。繁重的写作和糟糕的生活摧毁了他的健康,致使创作多次难以为继。第一部写完,身体透支;第二部写完,大病一场,险些死去;第三部写完,双手成了"鸡爪子",两鬓斑白,满脸皱纹。待到写《早晨从中午开始》时,他躺到了医院的病床上,不久后去世。伟大的作家和艺术家在艰苦的创作中会付出健康甚至生命的代价,就是由于他们殚精竭虑,日复一日地付出心力和体力,超出了身体所能承受的极限,正如《素问·经脉别论》所说,"生病起于过用","过用"就是六气、饮食、情志、劳逸的太过或不及,即偏离了各自"和"的状态,超过了人体适应、调控的限度,就会引起发病甚至死亡。

（二）病机与失和

病机，是指疾病发生、发展及变化的机理。疾病，是合和调控机制失调的结果，但疾病是复杂多变的，其合和失调的具体内容也千差万别。病机，即机体失和的变化机理。任何疾病都是整体关系紊乱的局部反应，所以分析病机，必须从整体关系上探寻病变的根源。辨证的过程，就是通过分析四诊所获得的"象"，去认识整体调节失常的机理。其中，阴阳失和是合和失调最基本的病变机理，如《素问·阴阳应象大论》中所说的"阴胜则阳病，阳胜则阴病。阳胜则热，阴胜则寒"，以及《素问·调经论》中所说的"阳虚则外寒，阴虚则内热，阳盛则外热，阴盛则内寒"等。中医病机学说还包括邪正盛衰、气血失常、津液代谢失常和脏腑病机等内容。但无论病证表现形式如何，都是病变所涉及部分的有序遭到破坏，使整体无法完成"阴阳自和"的自发运动，无法维持"和"的状态。"审察病机，各司其属"，就是判断脏腑气血失和的具体情况，从而制定相应的治则和治法。

（三）治疗与求和

疾病是机体合和机制失调的结果，因此，治疗的最终目的是促进和激发机体合和机制的调节能力，使人体重建协调、有序的功能状态。因而《素问·生气通天论》提出："因而和之，是谓圣度。"追求"和"是治疗的最高法度。《素问·至真要大论》曰："谨察阴阳所在而调之，以平为期。"又说："必先五胜，疏其血气，令其调达，而致和平。"明确提出了调和阴阳五行的治疗法则。顺势而治、治病求本、扶正祛邪、调理脏腑、三因制宜等治疗法则的提出，都是在重视人与自然以及人体自身整体性的基础上，强调通过"损其有余，益其不足"等途径，达到"和"的治疗目的。从具体治法上来看，现代名医蒲辅周强调："汗、吐、下、和、温、清、消、补均需掌握分寸，太过或不及，用之不当皆能伤正。因此，汗而勿伤，下而勿损，温而勿燥，寒而勿凝，消而勿伐，补而勿滞，和而勿缓。"用药贵在适中恰当，用之适当则为治病之药，用之不当则为致病之"毒"，总以"和"为贵。

三、中医养生保健中的"和"

中医学强调预防重于治疗的思想，如《素问·四气调神大论》中说："是故圣人不治已病，治未病。"包含了丰富的养生保健内容，《灵枢·本神》曰："智者之养生也，必顺四时而适寒暑，和喜怒而安居处，节阴阳而调刚柔。如是则僻邪不至，长生久视。"这里的适寒暑、和喜怒、安居处、节阴阳、调刚柔，都是"和调""中和"的表现。因为"人以天地之气生，四时之法成"，所以人要根据四时阴阳变化的规律，调整自己的生活起居，如《素问·四气调神大论》中所记载的四时养生法，以达到"春夏养阳，秋冬养阴"的养生保健效果。

《中庸》说："喜怒哀乐之未发，谓之中；发而皆中节，谓之和。"养生之道，情志和平是非常重要的，如《灵枢·本藏》说"志意和则精神专直，魂魄不散，悔怒不起，五脏不受邪矣。"恬惔虚无、精神内守，有助于营卫通畅，脏腑和谐，就能使人形体、气血、精神协调，从而不容易受外邪侵袭。起居有常、不妄作劳、饮食有节等养生之道，都体现出了"以平为期"之"和"的思想，在中医学里既是一种思维方式，也是一种诊疗手段，更是一种目标追求。

孙思邈在《千金要方·养性序》中言："养性之道，莫久行、久立、久坐、久卧、久视、久听，盖以久视伤血，久卧伤气，久立伤骨，久坐伤肉，久行伤筋也。仍莫强食，莫强酒，莫强举重，莫忧思，莫大怒，莫悲愁，莫大惧，莫跳踉，莫多言，莫大笑，勿汲汲于所欲，勿悁悁怀忿恨。"这种中和养生观正是"和"的思想在中医养生保健中的典型反映。

（武峻艳）

第四节 善——中医审美的基本前提

人们对世界的认识有三个不同的角度。首先，是实用的角度，也就是基于生存需求来判断周围的环境和条件，哪些是对生活有益的，哪些是有害的，哪些是无关的；其次，是科学的角度，它纯粹是客观的、理论的，科学的态度中很少有情感和意志，它最重要的心理活动是抽象的思考，理论本来可以见诸实用，科学家的直接目的却不在于实用。第三，是美感的角度，既不考虑实用，也不讲究抽象思考，而单纯以"直觉"来感知事物。比如看到一棵松树，木材商想到的是哪些枝干可以用来做柜子或者做玩具，这就是实用的态度；植物学家看到的是，这是一棵叶为针状、果为球状、四季常青的显花植物，这就是科学的态度；而画家所看到的则是它的苍翠颜色和挺拔姿态，这就是美感的态度。实用的态度以"善"为最高目的，科学的态度以"真"为最高目的，美感的态度以"美"为最高目的。

就中医来说，古人在漫长的历史实践中，逐渐掌握了疾病的发生原理及防治的具体措施,这就是反映客观规律的"真";医生按照客观规律,通过适当的临床治疗,把疾病治愈,就实现了中医的"善";而美的本质就是真与善、规律性与目的性的统一。运用和谐、新奇、对称、简洁的理论,如实地反映了人体科学和自然科学中的客观规律,并且临床应用有效,经得起实践检验,这就是中医的"美"。其中,"善"是美产生的根源,也就是对人们有益的、有利的、有用的,才会被认为是美的。"善"是中医审美的基本前提。

一、"美"与"真""善"的关系

美与真、善之间既有明显的区别,又有紧密的联系。任何美的事物都应当具有真实性,至少必须包含真理性成分,即掌握了客观世界的规律,人们才能按照美的观念、美的理想去发现美、创造美,才能产生美的意识、美的感受。"真"也必须能经得起实践检验,不具有真实性的内容,无论主观上如何企图美化事物,最终只能落得"丑态毕露"。

从"美"的字形演化来看,甲骨文　＝　(像花枝或草叶)+　(大,人),表示头戴花草饰物。有的甲骨文　把"大"　(人)写成"夫"　(成年男子束发,并用发簪固定),表示将花草饰物固定在头发上。有的甲骨文　把花草形状　写成近似于"華"(花)的　,像花环上花草簇集的样子。表示造字本义是形容头戴花环的人,悦目、好看、漂亮。金文　把甲骨文字形中近似于"華"的花草形象　写成似"羊"非"羊"的　。篆文　将金文字形中的　写成"羊"　。隶化后楷书美将篆文字形中的　写成羊,将篆文字形中的　写成大。《说文解字》注解其义为:"美,甘也。从羊,从大。羊在六畜主给膳也。美与善同意。"

从"善"的字形演化来看,善,甲骨文　＝　(羊)+　(双目,眼睛),表示眼神安详温和,所谓"慈眉善目"。有的甲骨文　双眼　写成　。有的甲骨文　将一双眼睛写成　和　。有的甲骨文　将一双眼睛　省略成一只眼睛　。金文　＝　(羊)+　(两个"言"),表示言语祥和亲切。造字本义是形容神态安详、言语亲和。《说文解字》注解为:"善,吉也。从誩,从羊。此与义美同意。"

可见,在传统的认识里,"美"与"善"的意义是等同的。到了春秋末期,随着君主专制的奴隶制政治的发展和生产力的提高,奴隶主对建筑物的要求除了舒适、坚固、吉利等实用价值之外,还要求显示自己的权威,追求建筑物的高大、壮观,以及"曲直之妙""彤镂之丽"等审美价值。实用性与艺术性,也就是"善"与"美"的界限才开始划分。同时,只有符合客观规律的事物,能够反映"真"的特质,才会产生"善"的价值,才会带给人"美"的感受。"善"是美产生的根源,也是人类社会活动的最终目的。"善"能满足人们现实需要的功利价值,人们按照"美"的意志,运用"真"的知识和手段去实践,创造出能满足人们物质或精神方面实际需要的使用价值,于是就达到了"善"的目的。

坐落在河北省石家庄市赵县洨河上的赵州桥,就是这样一个集真、善、美于一身,充分表现我国古代劳动人民智慧与才干的典型例子。赵州桥由隋朝著名匠师李春设计建造,距今已有 1 400 多年的历史,是当今世界上现存最完整的古代单孔敞肩石拱桥。全桥只有一个大拱,长达 37.4 米,桥洞像一张弓,因而大拱上面的道路没有陡坡,便于车马上下。大拱的两肩上,各有两个小拱。不但节约了石料,减轻了桥身的重量,而且在河水暴涨的时候,还可以增加桥洞的过水量,减轻洪水对桥身的冲击。同时,拱上加拱,桥身也更美观。桥的设计完全合乎科学原理,施工技术更是巧妙绝伦。全桥结构匀称,和四周景色配合得十分和谐;桥上的石栏石板也雕刻得古朴美观。赵州桥经历了 10 次水灾、8 次战乱和多次地震,1966 年 3 月 8 日邢台发生 7.6 级地震,赵州桥距离震中只有 40 多千米,都没有被破坏,著名桥梁专家茅以升说:"先不管桥的内部结构,仅就它能够存在 1 400 多年就说明了一切。"

相反,不符合客观规律之"真",不具备实用价值之"善",即使形式很美,也不会带给人美的感受。明朝刘基的《卖柑者言》里就记载了这样一个故事:杭州有个卖水果的人,很会储藏柑橘,他保存的柑橘经过一个冬天和一个夏天都不会腐烂,柑橘皮又红又滋润,饱含着水分,像宝石一样,非常美丽。柑橘的价格虽然很高,买的人却不少。有一次,刘基买了他一个柑橘,剥开皮却臭气冲天,再看里面的果瓤,早就干得像破棉絮了。刘基气愤地责问他为什么弄虚作假? 卖柑橘的人说:当今世上欺骗人的多着呢,那些头戴乌纱帽、神气十足的人,难道真是治国的人才吗? 怎知他们不是"金玉其外、败絮其中"呢?

二、中医理论与实践之"善"

在中医理论与实践体系中,"美"与"善"的概念往往是紧密结合在一起的。"善"是实践与目的的统一,即人们对事物功能与效果的评价,也就是中医的有效性。通过医生一系列恰当的诊断和治疗,达到治愈疾病的目的,满足患者的需要。中医几千年来的知识探索和实践积累,几乎都是为了"善"这一目标而进行的。"美"是人们对实践过程中所表现出来的功能性、创造性、智慧、力量和才能的肯定,即人们在实践过程中对自身和实践对象的欣赏。比如中医理论所表现出来的对称性、创造性、简洁性;临床实践所表现出来的惊人的科学性和天才的预见性等。对"美"的欣赏,让人们更加赞叹于中医有效性之"善"。

扁鹊见蔡桓公的故事,是著名的"望而知之谓之神"的中医望诊案例。扁鹊见蔡桓公的时候说:"您在肌肤纹理间有些小病,不医治恐怕会加重。"蔡桓公说:"我没有病。"扁鹊离开后,蔡桓公说:"医生喜欢给没病的人治,以此来显示自己的本领。"过了十天,扁鹊再次进见蔡桓公,说:"您有病在肌肉,不及时医治将会更加严重。"蔡桓公不理睬。扁鹊离开后,蔡桓公不高兴。又过了十天,扁鹊再一次进见蔡桓公,说:"您的病在肠胃,不及时治疗将要更加严重。"蔡桓公又没有理睬。扁鹊离开后,蔡桓公又不高兴。又过了十天,扁鹊远远地看见桓侯,扭头就走。蔡桓公于是特意派人问他。扁鹊说:"小病在皮肤纹理之间,是用药热敷的力量所能达到的;病在肌肉和皮肤里面,用针灸可以治好;病在肠胃里,用酒剂可以治好;病在骨髓里,那是管人寿命的神所管辖的事情了,医生是没有办法医治的。现在病在骨髓,我因此不能再为他医治了。"过了五天,蔡桓公身体疼痛,派人寻找扁鹊时,扁鹊已经逃到秦国,蔡桓公也因此病死了。中医诊断的原理,就在于"见微知著""以表知里""知常达变"等,在长期的临床实践中,总结出人体生理状态和病理改变时的外部征象,通过望、闻、问、切等方法把有效的信息提取出来,再经过"四诊合参",从而达到准确地诊断疾病和判断预后等目的,实现"善"的效果。

中医的治疗以中医理论为指导,多采用自然物质为原料,采用药物或其他朴素的治疗手段,广泛应用于临床各科病证,具有"简、便、廉、验"的特点,千百年来,在促进人民身心健康中发挥了重要作用,"善"的特质是非常突出的。

早在1971年夏,美国总统尼克松首次访华前夕,《纽约时报》著名记者詹姆斯·罗斯顿(Jame Reston)受邀访问中国。他在北京逗留期间突发急性阑尾炎,在北京协和医院做阑尾切除术后出现了肠胀气,经针灸治疗后痊愈。罗斯顿在病床上写下题为《现在让我告诉你我在北京的阑尾炎手术》一文,报道了中国针灸医师李占元在他的右肘部和双膝下共扎了三针,还用一种"像廉价雪茄烟一样的艾条"炙烤他的腹部,令他腹部不适得到明显缓解的经过。此文一经1971年7月26日《纽约时报》的头版发表,即引发了美国社会的针灸热。

1958年12月5日,西安市第四人民医院耳鼻喉科主治医师孟庆禄,在为患者实施扁桃体摘除术时,由于患者惧怕注射及手术,情绪非常紧张,为了使患者情绪稳定,孟医生使用电针刺激患者双侧内关和太冲穴,镇静止痛。在推注局麻药物之前,孟医生试着用手术钳夹了一下病变扁桃体,患者未觉得疼痛,于是他索性不用局麻药便将两侧扁桃体摘除了,共用时 20 分钟,手术过程患者未见明显痛苦,这是我国第一个采用电针麻醉顺利完成扁桃体摘除术的成功病例。

1972 年美国总统尼克松访华,参观了我国著名中西医结合胸外科专家辛育龄教授在针刺麻醉下成功切除肺叶手术的过程,针刺麻醉的效果震惊了美国和全世界,从而引起美国乃至世界各国对针刺镇痛及针麻原理的研究。

2016 年的里约奥运会使拔罐这种传统的中医疗法成为让世界瞩目的保健治疗手段。拔罐不再是中国运动员的独家“秘籍”,很多外国运动员也发现了这一古老中国疗法的独特魅力,纷纷变成了拔罐的“粉丝”。“飞鱼”菲尔普斯、白俄罗斯游泳选手桑科维奇、美国体操队等都曾选择拔罐作为训练比赛恢复的一种手段。英国广播公司专门做了一期节目解释为什么运动员都“带着一身暗红色大圆印子”。路透社记者认真研究了拔罐的功效,认为它的功效包括清除毒素、促进血液流动、缓解酸痛、治疗失眠等。

气功是基于中华传统文化的人体生命整体观,通过调心、调息、调身的锻炼,改善自身的健康状况,开发人体潜能,便于身心臻于高度和谐的一种技能。气功是中华民族的瑰宝,它既是中华体育的一种形式,也是中医学的组成部分,为中国人民的强身健体和防病治病发挥了重要作用。它的基本理论和指导思想就是中医学理论的“经络学说”和“气血学说”,其基本要领为“松静”“自然”。包括五禽戏、易筋经、八段锦、站桩功、内养功等。

五禽戏是中国民间广为流传、历史悠久的一套导引术,相传是由东汉后期著名医学家华佗模仿虎、鹿、熊、猿、鸟五种动物的形态、动作所创编而成。据传华佗的徒弟吴普依法锻炼,活到 90 多岁依然耳不聋,眼不花,牙齿完好。

中医的理论和实践之“善”还表现为,在临床经验的指导下,将一些至今尚未阐释清楚的规律和方法运用到治疗中去,并且收到显著的疗效,表现出先进的科学性和高超的预见性。例如为了探寻人体内生物节律的秘密,美国科学家做了很多动物实验,他们把动物体内的内分泌器官分别摘除,发现动物体内的生物节律仍然存在,这使美国的科学家非常困惑,到底是什么在控制着生命体内的生物节律呢? 而早在 2 000 多年前的《黄帝内经》就提出了人体生理和病理的昼夜节律、月节律、四季节律、年节律,甚至更长的六十年节律。这些节律,都被现代研究证明了它们的科学性。

三、中医"善"与"美"的统一

中医在审美过程中,直觉、综合地从总体上考察了人、自然、社会及其相互关系,这种认识方法正确地把握了现象的总画面的一般性质。虽然这种方法在思维上具有一定的模糊性和朦胧性,不足以说明构成这幅画面的各个细节,但是在这种美学观念指导下的应用技术,在实践中却表现出了惊人的正确性,体现出中医"善"与"美"的高度统一。在方法论上,中医主要采用了类比推理的方法,虽然它无法解释客观事物的具体矛盾规律和复杂关系,也不能符合形式逻辑的要求。但是,由于抽象思维来源于直观和想象,中医采用了形象思维来把握人体、疾病的属性和规律,使中医理论与医学的客观事实相吻合,实现了更大程度上的"善"与"真"的统一。

中医以"善"作为审美的基点这一特征,在研究对象上,表现出以整体的人为轴心,将人与自然、人与社会密切相联的理论特点。在思想方法上,总是从养生、长寿、扶正、祛邪等实际需要出发,体现出中医为人类健康服务的实用属性。

(武峻艳)

参考文献

[1] 陈荣华,赵永耀,易其余.中医美学[M].北京:中国中医药出版社,1991.

[2] 王旭东.中医美学[M].南京:东南大学出版社,1989.

[3] 万雯雯.中医与中国美学的生命精神[D].南京:南京师范大学,2018.

[4] 张成博,程伟.中国医学史[M].北京:中国中医药出版社,2018.

[5] 邢玉瑞.《周易》思维与《内经》理论建构[J].陕西中医函授,1999,5(1):1-7.

[6] 马凤岐,王庆其.意象思维对中医学的影响[J].中医杂志,2013,54(17):1441-1443.

[7] 马凤岐,王庆其.先秦文化与《黄帝内经》的思维方式[J].中医杂志,2016,57(21):1801-1804.

[8] 王小平.中医学和合思想的研究[D].济南:山东中医药大学,2001.

[9] 方满锦.《黄帝内经》中和思想研究[D].广州:广州中医药大学,2009.

[10] 王憭瑶,李宣霖,王海峰.中医学"和"的思想探析[J].中医研究,2017,30(6):1-3,

[11] 朱光潜.谈美[M].北京:现代出版社,2017:3-9.

第三章　中医基础理论中的美学思想

中医理论体系的形成,源于《周易》为代表的早期哲学思想的影响,因此,它蕴藏着丰富的朴素唯物辩证法思想,同时也渗透着较为丰富的美学思想。中医美学在长期的社会实践中,吸取了阴阳五行学说的基本概念、基本原理及推理方法,形成了独具特色的审美思维方式和美学逻辑构架。在阴阳、五行学说、藏象、经络学说等中医理论中,较为集中地体现了阴阳对立统一美、五行图式协调美、藏象表里和谐美和经络结构整体美等多方面的美学特征。

第一节　阴阳的对立统一美

阴阳学说是在气一元论的基础上建立起来的中国古代朴素的对立统一理论,属于中国古代唯物论和辩证法范畴,中医的阴阳学说实际上就是中医的矛盾论。从美学角度来说,美是自然界矛盾统一性的反映,阴阳对立统一这一自然哲学模式的医学体系,无疑蕴藏着丰富而朴素的中医美学思想,阴阳的对立统一美则是这一美学思想理论核心的反映。

一、阴阳属性的对称美

在《周易》里,阴阳是作为两个基本的哲学概念,用来概括自然界和人类社会普遍存在的两种对立物的运动和发展的。阴阳学说认为,自然界一切事物和现象无不包含阴和阳两种对立的势态。从美学的角度看,阴阳的相对属性体现了阴阳属性对称美的特征。下面以自然界和人体为例,用以阐明阴阳属性对称的美学意义。

(一)自然界阴阳对称美

《素问·阴阳应象大论》:"天地者,万物之上下也……水火者,阴阳之征兆也。"这句话高度概括了阴阳对立统一的关系,体现了阴阳属性的对称美。

从自然界天地阴阳来看,处处体现了对称性。由于天由清阳之气不断升腾积聚而成("积阳为天"),故天在万物之上,属阳;地由浊阴之气不断下降凝结而成("积阴为地"),故地在万物之下,属阴。古人根据阴阳对称性的美学原则,通过对天地、上下等进行取类比象,举一反三,将自然界诸事物乃至人体进行推衍。大凡处于上下相对位置的事物,在上者皆属阳,在下者皆属阴。根据水为阴、火为阳,进而推衍出明亮、温热、向上、向外、运动等具有"火"征象的事物和现象归属于阳,阴暗、寒冷、下降、内守、静止等具有"水"征象的事物和现象归属于阴。水火阴阳,这一矛盾对称和谐的美学思想,奠定了后世"水火学说"的理论,同时为阴阳学说的发展奠定了美学基础。

宇宙万物,尽管形态千变万化,但都有一定的规律存在。对称美作为一种物态的表现形式,可以说无处不在。有些对称是左右对称,有些是旋转对称。蝴蝶美丽的双翼、各类禽兽的五官肢体、甚至皮毛的纹理、各种建筑物的设置等都蕴含着的对称,多体现了左右对称美。这种对称给人以匀称、平衡、稳重和沉静的感觉,因此,体现了庄重、朴素的美。

在许多中国文化国粹中,似乎都能看到对称元素的摄入,建筑、绘画、诗歌、楹联、书法等都讲究对称,反映了中国独有的阴阳平衡概念,对称的事物蕴含着平衡、稳定之美。

掌握事物阴阳属性划分的规律,运用阴阳属性对称美的原则指导临床实践,就能从简到繁,由博返约,理出纲目,无疑具有深刻的临床意义和美学意义。

(二)人体阴阳对称美

中医传统美学对于人体容貌美也讲究阴阳对称,古代面相术以"阴阳五行"为纲,指出容貌美的条件是"五官端正",即面部鼻、额、眉眼、嘴、颧等基本组合结构应该是平衡与和谐的。具体表现为以鼻为中轴的左右五官、颧颊平衡对称的容貌美的基本图式,另外还强调了人体容貌美的本质是符合一定比例的和谐。对于形体的审美要求则提出"坐如钟、站如松、行如风"等,这些传统人体美学审美趣味及审美思想与现代医学美学认为的形式美是比例、对称、均衡等理论不谋而合,体现了人体阴阳对称和谐美的特征。

除此以外,按照人体脏腑功能的藏泻,气机升降出入的不同运动,气质的清浊、刚柔、温凉、寒热,证候的发热与恶寒、烦躁与安静、兴奋与抑制以及声色的强弱、明晦,肢体的温凉,脘腹的柔坚,大便的利结,小便的清黄,舌质的润燥,舌苔的黄白,脉象的浮沉、迟数、虚实、滑涩等,皆可用阴阳来进行归类。无疑对于中医理论的形成与临床实践的提高,具有重要的美学意义和实践意义。

二、阴阳对立的统一美

阴阳是对自然界相互关联的某些事物或现象对立双方的概括。阴阳学说认为,阴阳是相互对立的,自然界一切事物和现象无不包含着阴和阳两种对立的势态。中医美学将"阴阳"视为生命运动的根本规律,贯穿于整个生命过程,即"阴阳四时者,万物之终始也,死生之本也",生命活力美感也是在自身"阴之美"与"阳之美"的对立结合中呈现出万千姿态。"阴"对应生命活力美感的"柔"的属性,"阳"对应生命活力美感中"刚"的属性,中医美学主张将阴阳二美兼收并蓄,创立了中医美学的基本审美范式——刚柔相济,并在此基础上衍生出动静、虚实、聚散、清浊等一系列审美思维方式,并形成了中医美学中刚柔相济、动静有常、升降有序、张弛有度等以"中和"为美的审美情趣。

(一)自然界阴阳对立统一美

在中国的传统美学中,讲究天人合一,不管是画面的布局、整体画面的协调关系还是书法等,处处都包含着阴阳和谐统一,以《秋郊饮马图》为例,这幅画中蕴含了三层关系:人与自然的关系、动物与自然的关系、人自身(心与身)的关系,三者中都蕴含着阴阳的关系。在自然中,天与地是阳与阴的关系,动物与自然中,安静的树与奔跑的马形成了动静对比,体现了阴与阳的关系。人自身的刚与柔也是阳与阴的关系。从整个画面中来看,人与马是有生命的活物,与自然界的静物相协调,这样人类、动物、植物构成了完整的自然,形成了阴阳之道的源泉。在书法作品中的黑与白、点与划、提与按、迟与速、轻与重等,同样也讲究相辅相成,处处表现出阴阳和谐、对立统一的关系。正是这些阴阳观形成了中国传统美学的基本法则,"阴阳和谐理论"是中国传统美学的基本法则。

阴阳只有处于和谐统一的状态,自然界中万事万物才能化生正常。例如一年当中春、夏、秋、冬四季的轮回,夏季本是阳气盛,但夏至后阴气渐生,天气逐渐转凉,逐渐步入秋季;而冬季本来是阴寒盛,但冬至后阳气随之而复,天气转暖,逐渐就步入春季;正是由于一年四季当中阴中有阳,阳中有阴,互相转化,才构成了正常的四季轮回,自然界万事万物才能得以化生。如果只有炎热的夏季,或只有严寒的冬季,则是气候反常的现象,自然界万事万物的生长都会受到影响。正如《素问·天元纪大论》:"在天为气,在地成形,形气相感而化生万物矣。"如果阴阳不和,则孤阳上亢,地气不升,"阳气者闭塞,地气者冒明",以致"云雾不精,则上应白露不下",出现气候反常。

（二）人体阴阳对立统一美

对于人体而言,中医传统美学提出人体审美应该动静结合,人体美应包括动作姿态的和谐协调美。如容貌审美应该结合面部眉、眼、嘴配合相一致的音容笑貌的审美,腰部审美要结合行走、坐立、前后动静的审美观,这些均与"阴阳和谐"的理论相通。

阴阳和谐理论用于说明人体生理功能、病理变化,指导中医治疗也是如此。比如正常情况下,虽然不同的人性格上有内向、外向之分,但基本上所有人都兼有内向和外向两重性,只不过有些人偏于外向,多表现出活泼好动的特点,有些人偏于内向,多表现出喜静的特点。如果外向型性格的人一直都是处于兴奋状态,则成为病态,多见于躁狂症患者;内向型性格如果一直都是处于安静的状态,也就成为自闭症患者了,也不正常。对于中药也是如此,任何一味中药都兼有阴阳两重性,只不过阴阳之性有所偏重。例如张介宾在《景岳全书》称人参"阳中微阴,气虚血虚俱能补",熟地黄"阴中有阳"益真阴,专补肾中元气;因此,应全面理解事物阴阳之间既对立又统一的关系,认识任何事物都必须考虑到阴阳既相反又相成的关系。这些都体现了阴阳的对立统一,脱离了任何一方,就失去了正常功能,更谈不上阴阳和谐美。

在治法上,也需要采取阴阳和调的方法。临床各种治疗原则的提出,例如补阳与滋阴、益气与养阴、行气与活血等多是配合应用的。在方剂中治疗肾阳虚的典型方剂金匮肾气丸即是如此,方名为肾气丸,因气属阳,本方侧重于补肾中之阳气。本方是在六味地黄丸的基础上添加了附子、肉桂而成,且附子、肉桂用量不足全方八分之一,而六味地黄丸则是滋补肝肾之阴的典型处方,就是通过阴中求阳的方法,以达到温补肾阳的目的。典型的补血方剂四物汤药物组成中,除选用了以补血为主的中药熟地黄、白芍、当归外,还有行气活血的川芎。因此,本方既可补血又可活血,补血而不滞血,和血而不伤血。同样用于补血的方剂八珍汤,则是以健脾补气的四君子汤和养血活血的四物汤组合而成,因此用于血虚患者,同时可以健脾益气。因此,在治疗时能否使得机体恢复阴阳和谐统一,是中医临床治疗的准则,也是中医审美的最高标准。

三、阴阳消长运动美

阴阳消长是指相互对立和相互统一的阴阳双方不是处于静止不变的状态,而是处在不断消长、运动和变化之中。此消彼长,此长彼消,即阴消阳长,阳消阴长。当属阴的一方消减时,就会使受制约的属阳的一方增长;当属阳的一方增长时,就会使属阴的一方消减。

(一)自然界阴阳消长运动美

从自然界来看,表现在四季的轮回更替,如春夏属阳,但春温而夏热,故由春季至夏季自然界的阳气逐渐旺盛,阴气逐渐消减;秋冬属阴,但秋凉而冬寒,故由秋季至冬季自然界阴气逐渐旺盛,阳气逐渐消减。一日之内,气温的变化也是阴阳消长运动所致。日出之时,阳气渐盛,阴气渐衰,气温逐渐升高,日中之时,则阳气隆盛,阴气衰减,气温最高;日落之时,自然界阳气渐衰,阴气渐盛,则气温逐渐降低;夜半之时,则阴气最盛,阳气衰减,气温最低。自然界在正常范围的这种阴阳消长的变化则表现为四季的交替轮回,体现了阴阳消长之美。如果阴阳消长超过一定限度,如阳长阴消太过,则表现为夏季过度炎热;而阴长阳消过度,则可表现为冬季过度寒冷;或者是阳长阴消不及,则可表现为春季气温当温暖而反寒;阴长阳消不及,则可表现为秋季气温应凉反热的现象。这些都是阴阳消长失去平衡后,导致的一种反常现象,当然也就失去了阴阳之美。

(二)人体阴阳消长运动美

从人体生理功能来看,白天阳气盛,机体的生理功能以兴奋为主,人体则精力充沛,活力十足,利于从事各项功能活动。黑夜阴气盛,机体生理功能以抑制为主,人体则表现为喜卧。子夜至日中,阳气渐盛,阴气渐衰,机体生理功能由抑制逐渐转为兴奋,即是"阴消阳长"的过程;日中至黄昏,阳气渐衰,阴气渐盛,机体的生理功能也从兴奋逐渐转为抑制,即"阳消阴长"的过程。因此,人体在正常生理状态下,阴阳两个对立的方面,也不是静止地各不相关地共处于机体的统一体中,而是处在互相制约、互相消长的动态平衡之中;也只有这样,人体才处于健康状态,体现出阴阳消长之美。在阴阳消长过程中,如果阴或阳消得太过,或长得太过,阴阳消长就失去平衡,导致疾病发生。如阴消太过,则可表现为低热、颧红、消瘦、舌红、脉数等相对阳盛现象;而阳消太过,则导致畏寒、肢冷、水肿、脉沉迟等相对阴盛现象;在这种病理状态下,也谈不上阴阳消长美。

根据阴阳消长的四时节律,疾病也具有四时变动的特性,也可随阴阳消长的节律而变化。基本节律表现为,于春夏阳盛之时,疾病易于热化;于秋冬阴盛之时,疾病易于寒化。《素问·阴阳应象大论》说:"阳胜则身热……能冬不能夏。阴胜则身寒……能夏不能冬。此阴阳更胜之变,病之形能也。"说明阳胜身热者不能耐受夏季之暑热,阴胜身寒者不能耐受冬季之凛冽;热病逢阳热盛时则加重,寒病在阴寒盛时转危。指出疾病的寒热随自然界寒暑阴阳的消长节律而变化。对于元气虚弱的病人,夏月易转化为热病,冬月易转化为寒病。说明人体元气虚弱,对外界寒暑变化的适应调节能力降低,在四时阴阳消长的影响下,遇热则病热,遇寒则病寒。除此以外,对于病邪的寒热性质,也可随时令而变。《黄帝内经》"冬伤于寒,春必温病",有医家注解为"冬伤于寒,即时而病,名曰伤寒;不即时而病,至春夏阳气转盛,寒邪因春温之气而变,名曰温病;因夏暑热之气而变,名曰热病"。除寒邪外,其他六淫之邪,亦可因阴阳消长的影响随时令而变。《医门法律》:"湿在冬为寒湿,在春为风湿,在夏为热湿,在秋为燥湿……风在冬为发之寒风,在春为调畅之温风,在夏为南熏之热风,在秋为凄其之凉风。"

由于人体疾病具有随时令变化的特点,在治法上,相应地也需要随时令而变化。即"当顺时令而调阴阳"。由于药物的寒、热、温、凉四气,与四时阴阳之变相对应,用药之时,应当因时令不同而用不同气的药物。例如春夏阳热盛,药宜寒凉,慎用温热;秋冬阴寒盛,药宜温热,慎施寒凉。因此,认识到阴阳的消长变化规律并将这一规律运用于中医学的思维活动中,是古人审美能力发展到一定高度的具体体现。理解这一规律并利用这一思维模式,对人体进行审美活动及维护修复人体美,具有较高的实用意义和美学价值。

四、阴阳动态平衡美

任何事物都是在不断地运动变化之中,不可能是静止的、不变的。在变化的过程中,其发展规律总是由小到大,然后由盛到衰。当阴阳消长运动发展到一定阶段,事物内部双方的本质属性发生了改变,就会出现阴阳转化。事物的发展变化,表现为由量变到质变,又由质变到量变的过程。如果说阴阳的消长是量变的过程,那么阴阳的转化便是质变的过程。无论阴阳如何消长变化,如果阴阳双方的消长变化都是在一定范围、一定限度进行,那么这种变化的结果就会使事物在总体上呈现出相对稳定的状态,即所谓阴阳平衡协调状态,又称为"阴阳自和"。

(一)自然界阴阳平衡美

以季节气候变化为例,一年四季,春至冬去,夏往秋来。春夏属阳,秋冬属阴,春夏秋冬四季运转不已,就体现了阴阳的消长与转化。当寒冷的冬季结束转而进入温暖的春季,便是阴转化为阳;当炎热的夏季结束转而进入凉爽的秋季,则是由阳转化为阴。由春至夏的过程是阳长阴消的过程,而由秋至冬,则是阴长阳消的过程。

阴阳的平衡协调是阴阳双方的消长稳定在一定限度内的和谐、匀平状态。这是万事万物自身运动所形成的最佳状态。阴阳平衡协调,阴阳之间一系列主要的过程和变化就能得以顺利地进行,例如春夏秋冬,四季更替,是阴阳消长的一种形式,但是它们总是遵循着一定的规律,正如《素问·脉要精微论》所云:"冬至四十五日(立春),阳气微上,阴气微下;夏至四十五日(立秋),阴气微上,阳气微下。"阴阳消长,前者阳气长而阴气消,后者阴气长而阳气消,循环往复,寒暑递变,相对平衡,不失常度,反常就会产生灾害。同样,一天当中,昼夜的循环往复、日月的交替运行,也都体现了阴阳的平衡协调。因此,中医之美,不仅美在她的历史悠久,哲学之美,也体现在自然界的阴阳平衡之美。

(二)人体阴阳平衡美

对于人体来讲,正常情况下,阴阳也是处于动态平衡中。阴阳平衡在人体健康方面的体现不仅包括动与静的平衡,脑力使用与体力活动的平衡,每日摄入饮食量与自身消耗量的平衡,还包括心理、情绪的平衡。在人体生命活动过程中,物质与功能之间的新陈代谢过程,也体现了阴阳转化过程。如机体摄入的营养物质(阴)可以不断转化为功能活动(阳),而脏腑的功能活动(阳)又可以不断化生营养物质(阴),这体现了人体阴阳的运动转化过程。

人体健康状态就是持续不断地随着人与自然之间的阴阳变化、人体自身的阴阳变化不断保持动态平衡的过程,只有这样,人体的各项生理功能活动才可能处于正常,而不致发生疾病。《素问·生气通天论》中记载:"阴平阳秘,精神乃治,阴阳离决,精气乃绝。"这些无一例外都体现了人体机能活动的整体恒动美。

当人体出现阴阳不平衡时,就会导致疾病发生,出现身体不适;也就失去了阴阳的平衡美。中医治疗疾病时必须遵循阴阳平衡的根本法则。《素问·至真要大论》中提到:"谨察阴阳所在而调之,以平为期。"此时如果采取各种方法使得人与自然以及人体自身达到阴阳平衡,人体不适就会改善,健康得以保障。从中医美学角度来看,"阴平阳秘"即人体阴阳动态的平衡是维护人体自然美的基本条件。

掌握阴阳平衡理论,发生疾病时,就会根据这一理论进行治疗。如对于风寒感冒初起,采用辛温解表的药物疏风散寒;风热咳嗽则采用辛凉解表之类药物。生活中,为了达到人体自身的阴阳平衡,可根据自身的个人体质调整阴阳。例如属于寒性体质者,在穿戴、居室温度方面应比常人更加注意保暖,在饮食方面应尽量避免或者少食用寒凉性质的食物,例如水果和冷饮、苦瓜、黄瓜、冬瓜、绿茶、菊花茶、梨、柚子、西瓜、香蕉等。尽量食用温热食材如热汤、羊肉等,出现不适时可采取热敷、艾灸、热水泡脚等温热方法;反之,对于体质偏热之人,则应注意不宜穿衣过暖,居室温度不宜过高;在饮食方面应注意尽量少食用羊肉、红茶、姜糖茶、荔枝、橘子、桂圆及麻辣烫等温热性质的食物和饮品。对于寒性体质,多易出现腹痛、泄泻、畏寒等症,调理上多用艾灸、热敷、热水泡脚等温热方法;热性体质则多容易出现"上火"问题,调理上可采取拔罐、刮痧等方法。否则适得其反,不仅保证不了健康,反而会损害健康。

　　为了维持人体健康,我们不仅需要在辨证调护时依照自身的体质特征寻找适宜的保持阴阳平衡的方法,还要保持人与自然之间的和谐统一,只有这样,健康才有可靠的基础,才能保持阴阳平衡之美,人体的自然美才能保持。

　　为了人体与自然的和谐统一,在养生理论当中,中医提出了"春夏养阳,秋冬养阴"的法则,在春夏季节的起居、穿戴、饮食等方面都有养阳的方法。而秋冬则应遵循"秋冬养阴"的法则。具体调理时,春夏之季,天气由寒转暖,由暖转热,自然界呈现出欣欣向荣、枝繁叶茂之象。而对于人体,也是阳气生长之时。此时,人体应该顺应自然,适当地晚睡早起,增加户外活动时间;饮食上,则应食用一些舒展阳气之品;心态上应开朗,以使阳气顺应季节变化,生发条达。同时,为了保持人体的阴阳平衡,在保持阳气生发的同时,在炎热的夏季,还应该注意固护人体津液,增加饮水量,防止过汗而损伤津液。另外,在夏季,不应恣意贪凉饮冷,以免体内阳气消耗过大,导致阴阳失衡,产生疾病。

　　总之,阴阳平衡是健康的基础,掌握遇热则凉之、遇寒则温之的基本原则,就比较容易找到简便易行的方法,让自己和家人的身体常常保持阴阳、寒热基本平衡,将亚健康状态逐步调理成健康状态,避免发生重大疾病,保护好家人的健康。也只有这样,才能保持人体健康美。

（乔云英）

第二节　五行的图式协调美

　　五行学说作为一种哲学思想被引入中医学理论体系中,主要体现在历代医家根据五行的不同属性,将自然界不同事物和现象都加以归类,从而使复杂的客观事物的离散状态,变为一种有序状态,有助于人们认识各种事物的本质及其相互间的联系,以此来观察事物的变化。这种五行归类的方法应用于人体,有助于了解、判断人体的生理功能、病理变化,观察疾病的发生、发展变化规律。

五行归类的方法,已经不是木、火、土、金、水本身,而是抽象地概括了不同的事物,即凡是具有以上五行中任一行特点的事物,便可概括为那一行。因此,中医的五行学说,其实质是以五行为中心,按照抽象推演或"取类比象"等方法将自然界的各种物质进行归类,构成了中医学五行体系的整体系统模式,即"五行图式"。五行图式具体体现了人体、自然、整体结构均衡协调的形式美以及五行生克制化规律的动态和谐的美学内涵。

一、五行归类的图式美

五行学说认为,宇宙间的一切事物,都是由木、火、土、金、水五种物质元素所组成。自然界各种事物和现象的发展变化,都是这五种物质不断运动和相互作用的结果。一切事物和现象都可以按照木、火、土、金、水的性质和特点归纳为五个系统。这五个系统乃至每个系统之间的事物和现象都存在一定的内在关系,从而形成了一种复杂的网络状态。通过这种五行归属将人体本身的整体协调美,及人与自然之间的协调美体现出来。

五行学说所反映的整体化美学观念,认为人体生命活动与自然界万物有着相同的结构模式。人与自然万物一样,都是天地氤氲所化生,所以与自然界万事万物一样,按照共同的规律进行运动,体现了中医"天人相应"的思想。以"整体观念"作为审美出发点,就会得到人的整体美、人与自然相统一的整体协调美。因此,五行系统是对自然界和谐统一关系的模拟,人体科学与中医学的一切美感都根源于自然界的和谐,以五行为基础的人体美是自然美的表现,中医的五行学说是对自然美的反映,是一种艺术之美。

(一)人体结构整体美

在中医学理论形成的初期,古人主要是通过五行归类的方法来表达人体是一个有机的整体。按照这一理论,形成了以五脏为中心,与五腑、五体、五官等组织器官密切联系的五脏系统结构。根据五行的系统结构,可用于说明人体生理功能、病理变化,指导临床应用。

按照五行相配属的关系,有五腑对应五脏,如心与小肠同属火,故心与小肠存在密切关系,生理情况下,心阳的温煦作用,有助于小肠的化物功能,使水谷精微转化成气血输布全身,将糟粕下输于大肠和膀胱,维持人体饮食物的消化、吸收和水液代谢的正常；反过来，小肠吸收的精微物质也可化生气血以养心脉。病理情况下，心火旺时，会表现为小便发黄，这就是心火影响到小肠的原因；同样，肺火旺时，也会出现大便干结，这就是肺火影响到大肠的原因；治疗上，清心火要利小便，清肺火要通大便。由于五官与五脏相对应，当心火旺多可表现为口舌生疮，肝火旺多可表现为目赤肿痛；肾虚可表现为耳聋、耳鸣；治疗五官病症，则可以对相应脏腑进行论治。由于五体与五脏相对应，肝主筋，肾主骨，肝肾亏虚，多表现为筋骨萎软无力，治疗筋骨病症则可强筋壮骨，补益肝肾。由于脾主肌肉，对于人体肌肉的病变，如肌肉萎软无力，可以使用补脾的治疗方法。

总之，按照五行理论，由于人体的五脏六腑、四肢百骸、五官九窍甚至七情六欲等都应该表现在一定的结构关系中，各个脏腑之间、各个器官之间都是密切联系的。只有各个脏腑之间相互协调，密切配合，人体的功能才能正常，才能保持健康，也才能体现出整体协调美。如果任何一个脏腑发生异常，都会导致人体发生疾病，也就失去了整体美。

（二）人与自然统一美

五行归类除了将人体各部位进行归属对应外，还与自然界的五时、五方、五气、五味、五色等相联系，将人与自然进行了有机统一。当人体与自然界相和谐一致，体现了整体美，反之，人体失去了健康，自然界失去了正常自然规律，也谈不上美。

从五味来看，酸属木，苦属火，甘属土，辛属金，咸属水。如果出现口苦说明肝火旺盛；如果口中发甜，则可能是最近脾胃不好或湿气较重。五行对应五色，青属木，赤属火，黄属土，白属金，黑属水。参考五脏的五行归属，脸色发青，有可能是肝病；脸色发红，有可能是心病；脸色萎黄，多属脾胃不好；脸色㿠白，可能肺有问题；脸色发黑，可能肾虚。熬夜最易伤肾阴，长期夜生活过度的人必然肾阴亏虚，因此，人一熬夜，就有黑眼圈。治疗上，治疗脾胃虚弱，多用甘味的药物进行滋补，而清热泻火药多偏于苦寒。

从五化来看，木是生，火是长，土是化（转化），金是收，水是藏。对应于五季即春生、夏长、秋收、冬藏，这是自然规律，人体生理活动也要符合这种自然规律。春天是生长、生发的季节，我们要出去走走，即所说"踏青"。窝在家里不好，过度运动也不好，要做一些舒缓的运动。夏天就要多活动，多出汗才好，这样才能减少烦躁，保持心情愉快。秋天是收获的季节。"冬令进补"，是因为冬天进补容易吸收、容易储存、容易起效。冬天就要减少消耗，适宜在室内活动。

从方位而言,土居中央,木、火、土、金、水五行分别属于东、南、中、西、北,在董仲舒看来,土居中,至尊至贵,能够起稳定的作用。对应人体脏腑中脾胃,脾胃为中土,起运化转输水谷精微的功能,脾主升清,胃主降浊,脾胃为一身气机上下之枢机,能够协调各脏腑之间的功能。通过"土"的作用,使万物"各如其序"。对于人体,脾胃主化生气血,为后天之本;脾胃功能受损,则气血乏源,进而影响全身。

从五气来看,风属木,湿属土,临床上,肝阳上亢导致的肝风内动是常见的病理表现;脾虚也往往导致水湿内停,湿邪也最易伤脾。从自然界本身来看,春季属木,木主生长、生发,在春季来临时,自然界当中到处呈现出生长、生发、欣欣向荣的景象;夏季属火,则郁郁葱葱,繁茂旺盛;秋季属金,则万物呈现出萧条之象;冬季属水,则表现为万物蛰伏、万里雪飘的状态,这些无疑都体现了自然界和谐之美。反之,如果春季出现万里雪飘,即"倒春寒"或者冬季反而气温骤升等现象,则是一种反常现象,就会导致自然界失去和谐,农作物产量受到影响,影响到人体,则会导致人与自然不协调,也会导致疾病发生。

由此可见,五行的联系是非常广泛的,它通过木、火、土、金、水这五种特性将世界联系成一个有机的整体,中医正是应用这种联系,按照天人相应的原理不仅把人体联系成一个整体,也把人体和自然联系成为一个整体,从而使整个天人系统保持和谐,体现了五行之美。其美学意义就在于将人体各部与自然事物进行联系,揭示了自然界之间、人与自然之间、情感与事物之间的异质同构关系。按照五行理论的要求,作为一名中医,在学习医学理论的同时,必须上知天文、历数、气象,下通地理、生物,中知人事、情感等多学科的知识。所以,五行学说同样体现了"天人合一"的美学原理。

二、五行生克乘侮的规律美

五行不是静止、孤立的,它们之间具有不可剥离的内在关联性,五行之间存在着生、克、乘、侮的关系。五行相生和相克,是事物正常发展过程中不可分割的两个方面;相乘和相侮是事物发展变化的反常现象,是五行中某一行偏盛或偏衰,失去相对平衡的结果。

(一)五行生克制化美

五行学说认为,属于五行的各种事物不是孤立的,它们之间存在着密切的联系,五行之间具有生克制化的关系。关于五行相生的关系,在《难经》中将其比喻为"母"与"子"的关系。任何一"行"都有"生我"者和"我生"者两个方面,"生我"者为"母","我生"者即为"子"。五行相生的规律是:木生火,火生土,土生金,金生水,水生木。五行相克的规律是:木克土,土克水,水克火,火克金,金克木。

五行之间由木—火—土—金—水这种依次的相生关系,用于说明人体,体现了人的生命过程中从童年—青年—成年—中年—老年这样一个过程,体现了生命中的生、长、壮、老已的过程之美;自然界中由于五气的运转过程,总是春温、夏热、长夏湿、秋凉、冬寒的循环往复,这五季的循环更替正是按照五行相生次序,即生、长、化、收、藏的顺序发展,体现了自然之美。

五行中的相生和相克是密不可分的,《类经图翼》说:"造化之机,不可无生,亦不可无制。无生则发育无由,无制则亢而为害。"没有生就没有事物的生长和发生,没有克就没有事物的约束与协调。生中有克,克中有生,两者互为因果,相反相成,保持着动态平衡,推动着事物的正常发展变化。宇宙中万事万物要保持整体平衡,任何一个事物都得受整体的调节,只有这样,才能维持着相对的平衡。

正常情况下,五行之间的生克关系始终维持着相对的平衡状态。例如木、火、金之间,木生火,火克金,金克木,在三者平衡的情况下,始终有生有克,相互制约着保持平衡。这三者中如果没有生,或者没有克,或者生克不平衡就会出现异常,导致疾病发生。

在人体的生理活动中,肝克脾,肝木的条达,可以疏泄脾土的壅郁,保持脾胃的正常运化,当肝气郁结时,就会出现腹胀、不欲饮食等病症;相反,当肝对脾的疏泄太过,就会出现腹痛、肠鸣、腹泻等。同样,脾土的运化,可以制止肾水的泛滥,若脾失运化,则导致水湿内停。同样,肾水的滋润,可以防止心火独亢,若肾阴亏虚,则导致心肾不交。

临床上,根据五行相生关系,确定的一些治疗原则,如"培土生金"法,根据五行相克的关系,确定的"抑木扶土""疏肝健脾"等治疗原则。在情绪失衡时《黄帝内经》中总结出了一套精妙绝伦又行之有效的"情志生克法"。即因为金克木,怒伤肝,故以悲胜怒;因木克土,思伤脾,故以怒胜思;因土克水,恐伤肾,故以思胜恐;因水克火,喜伤心,故以恐胜喜;因火克金,悲伤肺,故以喜胜悲。

其他任何事物也是一样,必须有生有克,生克不能太过,这样才能平衡协调。在自然界当中,春夏秋冬四季的轮回,体现了五行之间的相生相克。木为少阳之象,少阳是生命过程中的初步阶段,与春季相应,生长,生发。因而,到了夏季,万物生机蓬勃,生命力旺盛。但是,到了秋季,是少阴之象,是克制生命之象,因此,自然界各种生物的生长受到抑制,万物呈现凋零现象。水为太阴之象,主收藏,因此,到了冬季,万物潜藏。只有这样,生中有克,克中有生,四季才能正常更替,体现了自然界的和谐统一。

在五行的生克制化关系中,当五行相合时,"克"并不是削弱对方,而是与"生"的作用方式不同的一种承扶关系。有生无克,事物就会无休止地发展走向极端;有克无生,事物就会被压制过分而走向衰败或死亡。正如人体生长所必需营养物质,虽然摄取营养物质可以化生气血,促进人体生长,但是必须有所克制,否则,过多的营养物质就会造成肥胖,影响脾胃运化功能,产生疾病。稻田中的植物要生长,需要化肥来促进生长,但是施肥过度,也会造成植物徒长,但果实不结。病虫害对稻田的生长具有克制作用,不用农药施治则会导致产量减少。自然界任何事物之间的关系均是如此,都是有生有克,克中有生,只有这样才能有利于事物的稳步发展,才能使各种事物处于平衡协调的状态。

人体生命过程中形、气的变化必依赖于阴与阳,气不化者责之阳虚,形不成者责之阴虚。故《素问·至真要大论》说:"有者求之,无者求之,盛者责之,虚者责之,必先五胜,疏其血气,令其调达,而致和平。"

这一中医美学思想成为长期以来指导中医辨证施治中的基本的美学原则之一,应用这一美学原则指导临证具有现实的中医美学意义。如肝心脾肺肾法象木火土金水,相生之藏阴精、阴血互生,临证多见肝肾阴虚、肺肾阴虚等证;心肺肝脾肾法象火金木土水,相克之脏阳气互化,其不足则为阳虚,故相克之脏皆病多为阳虚,临证每见脾肾阳虚、心肾阳虚等证。

(二)五行乘侮规律

如果五行相生相克太过或者不及,都有可能破坏正常的生克关系,从而出现相乘或相侮的情况。五行乘侮是失去和谐状态下的五行关系,这种五行乘侮是对人体自然美的破坏,是五行生克制化和谐状态转化为不和谐状态的过程。

相乘:乘,即乘虚侵袭之意。相乘即为五行中的某一行对被克的一行克制太过,超过了正常的制约程度,使事物之间失去了正常的相互协调关系。五行之间相乘的次序与相克相同。相乘的原因主要有两个方面:首先,五行中某一行过于亢盛,而原来受其克制的那一行处于正常的水平,从而出现相克太过。例如,正常情况下木克土维持相对的平衡,若木过于亢盛,则两者之间会失去原有的平衡状态,出现木亢乘土的现象;其次,当五行中的某一行本身不足,导致原来克制他的那一行相对过盛,也会出现相克太过。例如:土不足,导致木相对亢盛,木乘土虚而克制太过,即"土虚木乘"。

五行相侮是五行之间生克制化关系遭到破坏后出现的另一种不正常的相克现象,是五行中某一行对于原来克我的一行进行反克,所以亦称为反侮。

相乘与相侮,都是不正常的相克现象,结果都是造成五行系统的关系紊乱,引发事物出现异常状态。但两者既有联系又有区别,相乘是按五行的相克次序发生过强或相对过强的克制,相侮是与五行相克次序相反方向的克制。在发生相乘时,可同时发生相侮;发生相侮时,也可同时发生相乘。例如:木气过强时,既可以乘土,又可以侮金;金气虚弱时,可受到木的反侮,又可受到火的相乘。

五行乘侮的发生说明事物的异常、灾难、疾病和情况复杂。"气有余便是火",临床上如心火盛则刑肺阴,肺火盛则耗心阴。针对五行胜复乘侮,其治"必先五胜",反其道而行之。如泻火以保金,清肺以宁心;或助其所不胜而胜之。如"壮肾水以制心火,益心阴以清肺热",这一治疗原则是修复五行生克制化和谐状态的美学原则之一,也是修复人体美的一种方法。

综上所述,五行学说以木、火、土、金、水五种属性为依据,将自然事物现象与人体脏腑组织器官和生命现象等划分为五大类,以说明不同事物和现象所具有的特性,并以五行相生相克关系,将自然界和人体紧密联系起来,说明不同事物和现象之间存在复杂的关系。五行学说是反映事物功能动态的概念,是一个永恒的有规律的运动过程。五行生克有序,流转正常,生命才能健康长久,五行之美才能体现;若五行生克异常,则健康受损,美感无存。以五行生克乘侮为理论基础的中医理论,表现了人体生命活动的和谐节奏,因此具有鲜明的动态运动美的特点。

(乔云英)

第三节 藏象的整体恒动美

"藏象"一词,最早见于《素问·六节藏象论》,原文记载"帝曰:藏象何如?岐伯曰:心者……肺者……肾者……肝者……脾、胃、大肠、小肠、三焦、膀胱者……"所谓藏,指体内的脏腑;所谓象,是指脏腑机能反应在外的征象。藏象学说是研究脏腑的形态和生理病理的学说。因而,藏象学说中的脏腑,并非单纯的解剖学概念,而是对人体脏腑生理功能的概括。

中医学对藏象的认识,自《黄帝内经》时期就开始了。藏象学说以五脏为中心,并突出表现了中医学的整体观。所体现的中医美学表现在整体恒动美,主要有三个方面的内容:①《素问·灵兰秘典论》中的十二官藏象体系,我们了解了"朝中"十二脏腑相互配合、相互协调的合作关系;②《素问·六节藏象论》中的四象观藏象体系,将五脏六腑与易学中的"太极"相类比,我们了解了脏腑的阴阳属性;③《素问·五脏别论篇》中的三才观藏象体系,我们了解了各类脏腑的功能特点。

一、藏象体系的整体美

(一)十二官藏象体系

《素问·灵兰秘典论》将人体作为一个整体类比于古代朝廷,根据脏腑各自的功能,分别赋予脏腑古代朝廷中每一官职,突出强调心的君主作用和十二官之间相互协调的重要性。

"心者,君主之官也",指出了心的君主作用,为五脏六腑之大主。"膻中者,臣使之官",心包在部位上为心之外围,在功能上代心用事、代心受邪。在《灵枢·本输》中介绍十二经的五输穴和原穴,却唯独缺少手少阴心经,而原文中提到的"心出于中冲……溜于劳宫……注于大陵……行于间使……入于曲泽",中冲、劳宫、大陵、间使、曲泽则是今天我们提到的手厥阴心包经的五输穴,而非原文中所言手少阴心经的五输穴。至于如此的原因,则在《灵枢·邪客》解释为"手少阴之脉独无腧,何也? 岐伯曰:少阴,心脉也。心者,五脏六腑之大主也,精神之所舍也,其脏坚固,邪弗能容也,容之则伤心,心伤则神去,神去则死矣。故诸邪之在于心者,皆在于心之包络"。因而可知,心的病变皆在于心包络,此藏象理论的认知与封建社会的情形不谋而合,志高而上的君主不病,所病皆由臣使之官代之所受。

"肺者,相傅之官",肺发挥的是辅制作用,它的辅制作用主要体现在三方面的功能:①肺主气司呼吸;②肺主津液输布,通调水道;③运行气血。在古代不同朝代,宰相的职权和职责略有不同,但却享有朝堂"一人之下,万人之上"的尊贵地位,职责较重,因而,肺在津液输布、气血运行中都发挥着不可替代的意义。

"肝者,将军之官",肝气易亢,性似将军。"胆者,中正之官",因胆主决断,故为中正之官。肝和胆可以类比于古代的将军和军师,军队是一个朝廷强盛与否的象征。两兵在战之时，军师要及时做出正确的抉择，将军要根据建议及时指挥军队。体现在人体中，胆气虚的人容易害怕、受惊吓、迟迟不能做决定；而肝火旺的人则容易性情急躁、脾气暴烈。

"脾胃者，仓廪之官"，脾主运化水谷精微，胃主受纳腐熟水谷，同为后天之本。"大肠者，传道之官""小肠者，受盛之官"，大肠主传导水谷变化之糟粕，小肠分别清浊而接受胃中糟粕，两者与脾胃协同发挥受纳、腐熟、运化、传导水谷的作用。脾胃、大肠、小肠四者的作用主要体现在饮食物的运化中，各司其职方能发挥正常作用。

"肾者，作强之官"，肾主骨生髓又藏精，故肾主技巧。肾的功能一方面体现在男女生殖的关系上，另一方面体现在肾-脑相关性与神志病的关系上。

"三焦者，决渎之官""膀胱者，州都之官"，膀胱为水液停聚之处，主水液的排泄；三焦司气化，通调水液；两者与肺、肾协同发挥水液代谢和输布的作用。

"凡此十二官者，不得相失也"，十二脏之间有其特定的功能作用，但各自功能的发挥还依赖相互之间的协同和配合。

由此，十二脏之间在功能作用上体现了中医美学的整体美。将人体与国家朝廷相类比，唯有各个脏腑各居其位，各司其职，方可保证人体整体的作用和谐。如若其中的某一脏或者某一腑发生病变，则会出现相关脏腑的问题，继而在人体产生一定的病理改变。

（二）四象观藏象体系

《素问·六节藏象论》论五脏六腑的功能及其与四时的关系。

《素问·脉要精微论》提到"冬至四十五日，阳气微上，阴气微下；夏至四十五日，阴气微上，阳气微下"，冬至四十五日即"立春"节气，夏至四十五日即"立秋"节气。立春是春季的开始，立秋是秋季的开始。自立春开始，自然界中的阳气开始向上浮越，一直到立秋阳气都处于向上向外的运动状态；而自立秋开始，自然界的阳气开始向内收敛，一直到第二年的立春阳气都处于向内向下的运动状态。因而一年四时分阴阳，则春夏为阳，秋冬为阴。

《素问·六节藏象论》指出"心者……为阳中之太阳，通于夏气。肺者……为阳中之太阴，通于秋气。肾者……为阴中之少阴，通于冬气。肝者……此为阳中之少阳，通于春气。脾、胃、大肠、小肠、三焦、膀胱者……此至阴之类，通于土气"。虽春夏为阳，秋冬为阴，然春夏之阳、秋冬之阴又各有多少区别，将春夏分为太阳、少阳，秋冬分为太阴、少阴。春季阳气始生，为阳中之少阳，肝通于春气，即为阳中之少阳；夏季阳气隆盛，为阳中之太阳，心通于夏气，即为阳中之太阳;秋季阳气渐消,阴气始生,为阳中之太阴,肺通于秋气,即为阳中之太阴;肾通于冬气,故肾为阴中之少阴。长夏即至阴,脾合长夏,故脾为阴中之至阴。

由此,将人体五脏六腑置于一年四季之中,五脏六腑与自然界的四时阴阳相通,五脏之气与四时阴阳的升降沉浮具有一致性,形成了四时五脏阴阳的整体性,体现了中医美学的整体恒动美。

(三)三才观藏象体系

《素问·五脏别论篇》论五脏、六腑、奇恒之腑总的生理功能。

"所谓五脏者,藏精气而不泻也,故满而不能实。六腑者,传化物而不藏,故实而不能满也。""藏"是指物质与能量的接收、积聚的过程;"泻"是指物质与能量的消耗、转输过程。"满"和"泻"的意义各不同:"满"是指精气充盈,"实"是指水谷充实。五脏主藏精藏神,不传化水谷等物质,具有满而不能实的特点;只有当精气充足,五脏才能发挥其各自的功能;如果精气亏虚,则会发生病变。六腑主传化水谷等物质,而不藏精气,具有实而不能满的特点;只有传化顺利,六腑才能发挥其正常作用,如果六腑传导不利,则会产生病变。

三才观藏象的整体观中将脏腑分为五脏、六腑、奇恒之腑三类,奇恒之腑象于地气,都具有藏而不泻的特点;六腑象于天气,都具有泻而不藏的特点;五脏居中,都具有藏精气而不泻的特点。

二、脏腑功能的整体美

(一)脏腑在生理上相互联系

脏腑在生理上的联系主要体现在两个方面:①五脏之间的相生相制关系;②五脏和六腑之间的表里相通关系。

《素问·阴阳应象大论》提到"肝生筋,筋生心……心生血,血生脾……脾生肉,肉生肺……肺生皮毛,皮毛生肾……肾生骨髓,髓生肝",指出了五脏之间的相生关系,即肝血济心,心血养脾,脾精养肺,肺津滋肾,肾精养肝。

《素问·五脏生成篇》"心……其主肾也;肺……其主心也;肝……其主肺也;脾……其主肝也;肾……其主脾也","主"是指克制之意,肾水的滋润可以上济心火亢盛,故心受肾制约;心火的上炎可以制约肺气的肃降,故肺受心制约;肺金的肃降可以制约肝木的升发太过,故肝受肺制约;肝气的疏泄可以防止脾气的壅滞,故脾受肝制约;脾气的运化可以制约肾水的泛滥,故肾受脾制约。

《灵枢·本输》记载"肺合大肠……心合小肠……肝合胆……脾合胃……肾合膀胱",可见脏腑之间亦是紧密联系的一个整体。

（二）脏腑在功能上相互配合

《素问·灵兰秘典论》指出"凡此十二官者,不得相失也",脏腑在功能上相互配合才能发挥其正常的作用。

饮食精微的吸收和输布中体现了脏腑之间相互配合的意义。《素问·经脉别论》论述了人体食物精微和水液的输布过程。原文记载"食气入胃,散精于肝,淫气于筋。食气入胃,浊气归心,淫精于脉。脉气流经,经气归于肺,肺朝百脉,输精于皮毛。毛脉合精,行气于府,府精神明,留于四脏,气归于权衡"。饮食物精微的输布,划分了两条途径:①"食气入胃,散精于肝,淫气于筋",说明食物中的精气输布于肝,通过肝而后滋养筋。②"食气入胃,浊气归心……肺朝百脉……留于四脏",说明食物中的精微物质要充养心血。"毛脉合精"指心肺合作,气血会合,人体血液的运行要依赖肺气的推动作用,只有这样才能够内溉五脏,外合皮毛。在整个过程中,需要心、肺、肝、脾胃的协调合作才能顺利完成饮食精微物质的吸收和输布。

类似于食物精微输布的过程,水饮在人体输布的过程也需要各个脏腑之间的相互协调和配合。《素问·经脉别论》原文记载"饮入于胃,游溢精气,上输于脾;脾气散精,上归于肺,通调水道,下输膀胱,水精四布,五经并行",指出了在水液输布过程中脾胃、肺、三焦、膀胱的协调作用。此外,《素问·逆调论》指出"肾者水脏,主津液",指出了在水液的代谢过程中,还需要依靠肾的蒸腾气化作用。总而言之,脾气的运化,肺气的宣降,肾气的气化,三焦的通调和膀胱的贮存共同完成水液的输布过程。

（三）脏腑在病理上相互影响

由于脏腑在生理上相互联系,在功能上相互配合,故而在病理上相互影响。临床上常提的肝气乘脾、土不生金、心肾不交、肝火犯肺都是五脏之间相互影响的结果。脏与腑之间,亦有肝气犯胃、肝胆同病、心移热于小肠、肺移热于大肠等,说明了脏腑之间在病理上的相互影响。

三、脏腑特性的动态美

脏腑特性,是对脏腑的各种生理活动、病理变化等从整体上做出的高度概括和抽象。和具体描述生命状态的脏腑功能相比,脏腑特性对于理解脏腑生理、病理、治疗更具有指导意义。脏腑特性所体现的中医美学知识,主要表现在五脏之间的动态美。

(一)心之统帅作用

《素问·灵兰秘典论》言"心者,君主之官",概括了心在人体脏腑中的地位,即心为五脏六腑之统帅,主宰人体整个生命活动。

《灵枢·邪客》记载"心者,五脏六腑之大主也,精神之所舍也",此即指出了心的一个生理功能为藏神。所谓神,有广义和狭义之分。广义之神,泛指一切生命活动,如《灵枢·本神》"生之来谓之精,两精相搏谓之神",说明人从胚胎形成之时就已经产生了神。"随神往来者谓之魂,并精而出入者谓之魄……心有所忆谓之意,意之所存谓之志,因志而存变谓之思,因思而远慕谓之虑,因虑而处物谓之智",魂、魄、意、志、思、虑、智皆属于精神意识和思维活动的范围,皆属于神。"肝藏血,血舍魂……脾藏营,营舍意……肺藏气,气舍魄……肾藏精,精舍志",肝藏魂、脾藏意、肺藏魄、肾藏志,虽然神志活动分属不同的脏腑,但唯心为其大主。狭义之神,专指人的思维意识活动。心为神明之脏,主宰意识、思维及情志活动。在生命活动过程中,会受到外界事物的干扰,即"任物者谓之心"(《灵枢·本神》)。当受到外界干扰时,神一定要明,只有神明才能使脏腑功能正常,而神不明则会影响其他脏腑生理功能的发挥,"故主明则下安……主不明则十二官危"(《素问·灵兰秘典论》)。简言之,心藏神的功能体现在内,心是脏腑气血津液、组织器官等功能活动的主宰者,能使人体各项功能协调有序进行;在外心能接受外界刺激而产生各种神志活动,是人体精神活动的主导。

《素问·痿论》言"心主身之血脉",《素问·六节藏象论》言"心者……其充在血脉",此即指出了心的另一生理功能为心主血脉。"血"是水谷精微化生的赤色液体,它有充养身形、维持生命活动的重要功能。"脉"具有约束营血、使营血在一定管道中正常运行的功能。"脉者,血之府也",指出脉乃血液运行的管道。心主血脉说明了全身之血液,皆需要心气的推动,方能在脉中周流不息。如果心气异常,则会出现诸如"心气虚则悲,实则笑不休"(《灵枢·本神》)的病变表现。

心在脏腑特性中的动态美主要表现在心主血脉和心藏神的生理功能上。心主血又主脉,全身之血液皆由心气推动;心神为五脏神之统帅,心神"明"方可发挥统帅脏腑的功能。

（二）肺-脾升降有司

肺属金,通于秋气,主肃杀收敛。肺的生理特性之一为肺气主宣降。

"宣"是指宣发,是向上向外布散气与津液。包括三方面的内容:其一呼出体内的浊气,其二将外界吸入的清气、由脾上输而来的水谷精微合而散布于肌表腠理,以完成水液代谢,其三敷布卫气以抵御外邪。如《灵枢·决气》提到的"上焦开发,宣五谷味,熏肤、充身、泽毛,若雾露之溉,是谓气",气是通过肺气宣发而敷布全身的一种雾露状的精微物质,为水谷精微所化,它的功能是温养皮肤肌肉。若各种原因所致影响肺的宣发功能,如"形寒""饮冷",卫气郁遏,腠理闭塞,表现为喘咳、痰饮等。

"降"是指肃降,是向内向下布散气和津液。《素问·病能论》"肺者脏之盖也",指出肺位最高,于五脏六腑之上,肺位居高,除将清气、水谷精微宣发散布外,尚需将其下降至胸腹诸脏器及空腔膜膈,使全身得到津液和水谷精气的润养。包括三个方面的内容:其一,将清气和脾胃转输而来的水谷精微融合形成宗气,向下布散;其二,将脾转输而来的津液和水谷精微向内布散;其三,将脏腑代谢产生的浊液下输形成尿液之源。若肺的肃降功能异常,则会出现呼吸表浅或短促。

脾属土,与长夏之气相应,脾的生理特性之一为脾气主升。

脾气主升的功能主要体现在:①上输水谷精微于心肺;②维持内脏位置稳定。脾主升清,"清"是指水谷精微等营养物质。脾气升清,是指脾气的升动,将胃受纳的水谷中的精微部分和水液中的精微上输于心、肺等脏,通过心、肺的作用化生气血,以营养濡润全身。脾气升举内脏,是指脾气上升能起到维持内脏位置的相对稳定,防止其下垂的作用。若脾气升举内脏的功能异常,在临床上会表现为胃下垂、脱肛、女性子宫脱垂等。

在脏腑特性的动态运动中,肺脾之间,一升一降,升降有司,维持脏腑功能运动的正常。

（三）肝-肾藏泻有职

肝属木,通于春气,肝的生理功能为主疏泄。

肝主疏泄的功能体现在四个方面:①促进血液和津液的运行输布;②促进脾胃运化和胆汁的分泌排泄;③调畅情志;④促进男子排精和女子排卵行经。

肾属水,通于冬气,肾的生理功能为主封藏。

肾主封藏的功能体现在:藏精、主纳气、主生殖、主二便。

在脏腑特性的动态运动中,肝肾之间,一藏一泻,藏泻有职,主要体现在

"精"这一基础中。《灵枢·决气》言"两神相搏,合而成形,常先身生,是谓精",
"精"是指父母生殖之精化合而成的生命物质,即先天之精,其功能是构成形
体,繁衍新的生命。朱震亨在《格致余论·阳有余阴不足论》记载"主闭藏者,
肾也,司疏泄者,肝也。"疏泄与封藏,相反相成,可协调配合调节女子的月经来
潮、排卵和男子的排精。

四、表里相合的协调美

(一) 五脏阴阳的和谐美

1. 心与肺——气与血的和谐美　心主一身之血,肺主一身之气;心属阴
属里,肺属阳属表。心与肺之间,在生理上有着气与血的阴阳表里和谐关系。
"气为血之帅,血为气之母",血液的运行,依赖于心气的推动和肺气的辅助;而
正常的血液循环又能维持肺主气功能的正常运行。这种心与肺、气与血的阴
阳表里和谐关系,构成了不可分割的协调整体。

2. 肝与肾——精与血的和谐美　肝气由肝精肝血化生而来,可分为肝阴
肝阳;肾气由肾精化生而来,可分为肾阴肾阳。肝血和肾精同是由水谷之精化
生和充养。肝肾阴阳之间互制互用维持了肝肾之间的协调平衡。在生理上,
肾阴与肾阳为五脏阴阳之根本;肾阴滋养肝阴,共同制约肝阳;肾阳资助肝阳,
共同温煦肝脉。在病理上,肾阳衰可累及肝阳,肾阴不足可累及肝阴。

(二) 脏腑表里的相合美

五脏属阴主里,六腑属阳主表。古人根据两者功能上相互为用的关系,将
脏与腑配合成阴阳表里相合的整体。总结得出:肺合大肠,心合小肠,肝合胆,
脾合胃,肾合膀胱。

例如:脾为脏,属阴主里;胃为腑,属阳主表。结构上脾胃"以膜相连",足
太阴经属脾络胃,足阳明经属胃络脾。功能上脾主运化,胃主受纳;脾主升清,
胃主降浊;脾喜燥恶湿,胃喜湿恶燥;构成脾胃之间"纳运相得、升降相因、燥湿
相济"表里的相合关系。

(三) 与内环境的表里和谐美

人体的各个脏器、各个组织之间构成了表里络属、密切相关的和谐美。藏
象学说认为人体的毛发、皮肤、肌肉、血脉、筋骨等组织和眼、耳、鼻、口、舌、前
后二阴等脏器之间有着密切联系的表里关系。

1.《素问·五脏生成篇》论五脏与外表形体之间的联系　《素问·五脏生

成篇》记载"色味当五脏,白当肺、辛,赤当心、苦,青当肝、酸,黄当脾、甘,黑当肾、咸。故白当皮,赤当脉,青当筋,黄当肉,黑当骨。"指出了五色、五脏、五味、五体的和谐对应关系(表3-3-1)。

表3-3-1　五脏与五色、五味、五体的对应关系

五脏	肺	心	肝	脾	肾
五色	白	赤	青	黄	黑
五味	辛	苦	酸	甘	咸
五体	皮	脉	筋	肉	骨

2.《**素问·阴阳应象大论**》**论五脏与天地之间的联系**　"东方……在天为风,在地为木,在体为筋,在脏为肝,在色为苍,在音为角,在声为呼,在变动为握,在窍为目,在味为酸,在志为怒。南方……在天为热,在地为火,在体为脉,在脏为心,在色为赤,在音为徵,在声为笑,在变动为忧,在窍为舌,在味为苦,在志为喜。中央……在天为湿,在地为土,在体为肉,在脏为脾,在色为黄,在音为宫,在声为歌,在变动为哕,在窍为口,在味为甘,在志为思。西方……在天为燥,在地为金,在体为皮毛,在脏为肺,在色为白,在音为商,在声为哭,在变动为咳,在窍为鼻,在味为辛,在志为忧。北方……在天为寒,在地为水,在体为骨,在脏为肾,在色为黑,在音为羽,在声为呻,在变动为栗,在窍为耳,在味为咸,在志为恐。"指出了五脏在天、在地、在体、在色、在音、在声、在变动、在窍、在味、在志的对应关系。

3.《**灵枢·本神**》**论神、魂、魄、意、志的形成及其与五脏的关系**　"肝藏血,血舍魂,肝气虚则恐,实则怒。脾藏营,营舍意,脾气虚则四肢不用,五脏不安;实则腹胀经溲不利。心藏脉,脉舍神,心气虚则悲,实则笑不休。肺藏气,气舍魄,肺气虚则鼻塞不利少气;实则喘喝,胸盈仰息。肾藏精,精舍志,肾气虚则厥,实则胀,五脏不安。"指出了五脏所藏、所舍以及实证、虚证。

4.《**灵枢·脉度**》**论五脏和七窍在生理上的联系**　"肺气通于鼻,肺和则鼻能知臭香矣;心气通于舌,心和则舌能知五味矣;肝气通于目,肝和则目能辨五色矣;脾气通于口,脾和则口能知五谷矣;肾气通于耳,肾和则耳能闻五音矣。"指出了五脏和七窍在生理上的联系和意义。

(四) 与外界环境的表里和谐美

在整个中医体系理论中,所有的理论和技术,始终离不开人与自然的统

一，人与自然、社会规律之间的和谐发展这一个美学问题。例如《素问·宝命全形论》言"人以天地之气生，四时之法成"，《素问·六节藏象论》言"天食人以五气，地食人以五味"。

通过以上分析，我们可以看出藏象理论中的美学意义。以整体观脏腑，五脏六腑具有整体美，脏腑之间相互配合的十二官体系，脏腑的四时阴阳属性，五脏、六腑、奇恒之腑的三才观体系；脏腑之间在生理上相互联系，在功能上相互配合，在病理上相互影响。以动态观脏腑，心为统帅，肺脾升降有司，肝肾藏泻有职。以表里分析脏腑，五脏之间、五脏与六腑之间、五脏与五官七窍等形体之间，形成表里相合的协调美。

（王　杰　文世虹）

第四节　经络的平衡对称美

对称，这种人类最早发现和掌握的美，在中国得到了淋漓尽致的展现。对称，放诸于具象，自有一种平衡的沉稳美。从古至今，中国人一直追求着造物里的对称美，中国建筑、器物、书法、诗歌、对联、绘画，几乎无不讲求对称之美。故而，建筑呼应天地；器物形韵相补；书法意气相得；诗歌唱和往来；对联平仄相对；绘画虚实相生。取故宫为例，金黄的宫殿、朱红的城墙、汉白玉的阶、琉璃瓦的顶，沿着一条子午线对称分布，一线贯穿的对称风格，撑起了整座紫禁城。对称，是这座城的基因，更是整个中国的基因。正是基于这种基因里对于天地之美的认识，中医对于人体自身同样秉持着整体对称美的认知论。

一、经络组成的结构美

（一）经络的循行美

所谓经，是指纵向运行的干脉。所谓络，是指横向运行的网络系统的小支脉。经络如环无端、内外衔接，内属于脏腑，外络于肢节，经分十二经脉，络则无法计数。《灵枢·海论》说："十二经脉者，内属于腑脏，外络于肢节。"这段话概括说明了十二经脉的分布特点：在内属于脏腑，在外联络四肢、头面和躯干。又因为经脉主运行气血，故其循行有一定的方向，即"脉行之逆顺"，后称之为"流注"（流注，是人身气血流动不息，向各处灌注的意思）。各经脉之间还通过分支相互联系,即"外内之应,皆有表里"。《灵枢经·本输》中:"黄帝问于岐伯曰:凡刺之道,必通十二经络之所终始,络脉之所别处,五输之所留,六腑之所与合,四时之所出入,五脏之所溜处,阔数之度,浅深之状,高下所至。"

经络是人体气血运行的通道,而十二经脉则为气血运行的主要通道。气血在十二经脉内流动不息,循环灌注,分布于全身内外上下,构成了十二经脉的气血流注。

经气从手太阴肺经开始,依次传至手阳明大肠经、足阳明胃经、足太阴脾经、手少阴心经、手太阳小肠经、足太阳膀胱经、足少阴肾经、手厥阴心包经、手少阳三焦经、足少阳胆经、足厥阴肝经,再回到手太阴肺经。这样就构成了一个"阴阳相贯,如环无端"的十二经脉整体循行系统。

(二)三阴三阳经的对称美

手足三阴、三阳通过经别和别络互相沟通,组成六对"表里相合"的关系。其中,足太阳与足少阴为表里,足少阳与足厥阴为表里,足阳明与足太阴为表里,手太阳与手少阴为表里,手少阳与手厥阴为表里,手阳明与手太阴为表里。"手之三阴,从胸走手;手之三阳,从手走头;足之三阳,从头走足;足之三阴,从足走腹。"这是对十二经脉走向规律的高度概括。

1. **外行部分**　十二经脉的外行部分是指经脉循行分布于四肢、躯干及头面的部分,称为"外形线"。此部分穴位分布之处,故称之为"有穴通路"。

(1)四肢部:手三阴经在上肢内侧,从拇指到小指的体位分布为:手太阴→手厥阴→手少阴。手三阳经在上肢外侧,从拇指到小指的体位分布为:手阳明→手少阳→手太阳。足三阴三阳经在下肢的分布规律与上肢基本一致,但足三阴经的排列略有不同。足厥阴、足太阴经脉在内踝上8寸的位置前后交叉,所以在内踝上8寸以下,足三阴经从前到后的排列为:足厥阴→足太阴→足少阴;而在内踝上8寸以上的排列则为:足太阴→足厥阴→足少阴。

(2)头和躯干部:手三阴经分布到胸,循行的起点是从胸部始,经脯(上臂内侧肌肉)臂走向手端端;足三阴经分布到腹及胸,从足趾间上行而止于胸腹部;手三阳经在躯干部没有外行线,从手指端循臂指而上行于头面部;足三阳经分布最为广泛,从头面部下行,经躯干和下肢而止于足趾间;手足三阳经均到达头面部。足阳明经行于身前,足少阳经行于身侧,足太阳经行于身后,在头部亦如此。

2. **内行部分**　十二经脉的内行部分指经脉进入到胸腹腔内的部分,称为"内行线"。此部分由于没有穴位分布,所以又称"无穴通路"。其作用主要是联属相关的脏腑及组织。

脏为阴，腑为阳，阴经属脏络腑，阳经属腑络脏，所以说"阴脉营其脏，阳脉营其腑"。手三阴经分别属肺、心、心包，络大肠、小肠、三焦；足三阴经分别属脾、肾、肝，络胃、膀胱、胆；手三阳经分别属大肠、小肠、三焦，络肺、心、心包；足三阳经分别属胃、膀胱、胆，络脾、肾、肝。由于经脉的通内达外联络作用，使人体脏腑经脉相关，上下表里相应，成为一个有机整体。

（三）经络的不对称美

十二经脉在体表左右对称地分布于头面、躯干和四肢，纵贯全身。但"对称"绝不是经络的全部，而且从经络的循行线看，也并非绝对的、简单的对称。

经脉分为六阴、六阳，且互为表里，整体上对称和谐。其在四肢的分布严格遵循阳经行阳面、阴经行阴面的规律，肢体内、外侧的阴、阳经分布对称，但这种规律在躯干部被打破。在躯干部手、足三阴仍遵循阴经行阴面的规律，循行分布于胸腹部；手、足三阳经中，手三阳行于肩背项部，足少阳居于体侧，与此规律相符，而阳气最盛的足阳明则循行于阴面，分布于胸腹近中央部。此外，足三阴皆上行头部，而阴气最衰的足厥阴更上至颠顶，行于人体的至阳之处。阴阳经循行的这种特殊性，表面看似乎打破了阴阳经分布的对称性，但本质上则真正体现出阴阳之间、阴阳经之间的内在规律性，体现了阴阳的互根性。

与经脉对称性循行分布不同，奇经循行分布多无对称可言。如任、督脉均既行于头面胸腹部，又行于背腰骶部。冲脉除循行于头面胸腹腰背骶部外，亦下行至足。与所有经脉、奇经纵行性循行方式截然不同，带脉环行腰身一周，呈横行性行走，正是这种不对称的循行方式，起到了约束诸经、避其妄行的作用，使经络气血运行疾徐有度。阴跷脉、阳跷脉与阳维、阴维脉在《内经》中尚不完善，可比性较小。据《奇经八脉考》所述，其循行路线本身比较虽有一定对称性，但与其他奇经比较则毫无对称可言。

对称是事物的相对形式，不对称是事物的绝对形式，经络系统亦在"对称"中蕴含着更多的不对称。但正是由于经络组成分布的复杂性、不对称性，使得整个经络系统完整和谐，保证了人体复杂生命活动的正常进行。

二、经络功能的整体美

（一）经络功能之美

十二经脉是经络学说的核心内容，经络系统中的经别、奇经、络脉等都是以十二经脉为主体,相互联络,相互配合,发挥其内联脏腑、外络肢体、运行气血、濡养周身的功能。所以十二经脉对于维持人体的生命活动,反映人体阴阳盛衰、气血多少的生理功能和病理变化规律,都具有重要的意义。因而《灵枢·经脉》开篇即倡言"经脉者,所以能决死生,处百病,调虚实,不可不通"的重要性。《灵枢·禁服》亦云:"凡刺之理,经脉为始,营其所行,知其度量,内次五脏,外别六腑,审察卫气,为百病母,调其虚实,虚实乃止,泻其血络,血尽不殆矣。"《灵枢·本脏》云:"经脉者,所以行血气而营阴阳、濡筋骨,利关节者也。"指出经脉是气血运行的道路。《灵枢·卫气》载:"阴阳相随,外内相贯,如环之无端。"十二经脉将气血周流全身,使人体不断地得到精微物质的营养而维持各脏腑组织器官的功能活动。六淫侵袭人体通常首先伤及皮毛,在人体正气亏虚时,经由经络系统渐行渐深,最后内传于脏腑。如《素问·缪刺论》说:"夫邪之客于形也,必先舍于皮毛,留而不去,入舍于孙脉,留而不去,入舍于络脉,留而不去,入舍于经脉,内连五脏,散于肠胃,阴阳俱感,五脏乃伤,此邪之从皮毛而入,极于五脏之次也。如此则治其经焉。"经络及其所运行的气血,有层次地抵御病邪,同时也有层次地反映病候。所以说"十二经脉……实学者习医之第一要义,不可不究心熟玩也"。

(二)经络流注之美

《灵枢·营气》进一步明确说明了气血在十二经脉中的流注次序,十二经脉流注次序不是按照三阴三阳的排列次序,而是根据气血在人体的运行规律确立其流注次序的。因此,气血在流注过程中的多少盛衰变化形成了以下规律:由气血阴阳最盛的太阴与阳明,依次消长转化递减,经少阴与太阳至气血阴阳衰少的厥阴与少阳,衰尽复生,终而复始。《灵枢·官能》所谓:"用针之理,必知形气之所在。左右上下,阴阳表里,血气多少,行之逆顺,出入之合,谋伐有过。"这就是说行针治病,首先要辨清十二经脉之流注顺逆,阴阳互根消长转化之规律,经脉表里络属之关系;采用某经施术时,要了解此经气血盛衰的特点,是"盛经"还是"虚经";针刺时,根据疾病表里之所在、病情之轻重、虚实之变化予以不同的针刺手法。实证时,在气血流注至病经的时辰,取病经的子穴进行针灸;虚证时,在气血流注至病经的时辰,取病经的母穴进行针灸;虚实不显著的病证或补泻时辰已过,则取病经的本穴或原穴进行针灸。

经脉气血多少之论源自《内经》,集中见于《素问·血气形志篇》《灵枢·九针论》《灵枢·五音五味》。三篇中阳经气血多少的记载相同,而阴经气血多少的记载各异,多数医家赞同《素问·血气形志篇》之说,其云:"夫人之常数,太阳常多血少气,少阳常少血多气,阳明常多气多血,少阴常少血多气,厥阴常多血少气,太阴常多气少血。"但如此,则十二经脉气血流注是处于"气多血少"不均衡的状态。而与《内经》时代相近的《太素·知形气所宜》则作"太阴多血气"之论,十二经脉中运行之气血贵当平和。考气血之多少,按照《灵枢·经水》的说法,不外乎"多血少气""少血多气""多血气""少血气"四则,其曰:"经脉十二者,外合于十二经水,而内属于五藏六府……十二经之多血少气,与其少血多气,与其皆多血气,与其皆少血气,皆有大数。"其中"皆少血气"是疾病的病理状态,所以在生理状态中只有前 3 种情况可寻,故有"阳明多血多气,太阳多血少气,少阳多气少血"一致之说,与之相表里的三阴经气血自当与之相反,以达到人体气血的相对平衡。人体脏腑经脉都是相连相合的,十二经脉各经气血虽有多少之异,但他们通过表里相应的关系,协调互补,从而达到"气血均衡"的生理状态。

十二经脉流注次序的排列就是协调诸经之间气血平衡的过程,凡阳经不足则阴经有余,凡阳经有余则阴经不足,如太阳经多血少气,则相表里之少阴经就少血多气;少阳经少血多气,则相表里之厥阴经就多血少气,这样就保证了组内的气血均衡。十二经脉气血如此在不平衡中更替交错,寻求平衡,推动气血运行,周流不息,符合事物的运动规律;如此次序流注,从而保证了经脉气血的均衡状态。

(三) 经络选穴对称之美

十二经脉左右对称,隐含有"对称律"。阴刺、巨刺、缪刺均是其临床应用的实例,如《灵枢·官针》载:"阴刺者,左右率刺之,以治寒厥,中寒厥,足踝后少阴也。"指下肢寒厥,同刺左右两侧的足少阴肾经太溪穴。又如《素问·缪刺论》载:"邪客于经,左盛则右病,右盛则左病,亦有移易者。左痛未已而右脉先病,如此者,必巨刺之,必中其经,非络脉也。故络病者,其痛与经脉缪处,故命曰缪刺。"《素问·调经论》曰:"病在于左,而右脉病者,巨刺之。"王冰注:"巨刺者,刺经脉,左痛刺右,右痛刺左。""缪刺者,刺络脉,左痛刺右,右痛刺左。"

手三阴与足三阴、手三阳与足三阳均是一一上下对应。《灵枢·杂病》载:"喉痹不能言,取足阳明;能言,取手阳明……衄而不止,衃血流,取足太阳;衃血,取手太阳。不已,刺宛骨下;不已,刺腘中出血。"就是运用同名经对称规律的具体例证。更典型的例子还有:手阳明经分布于上肢外侧前缘、足阳明经分布于下肢外侧前缘,均可治疗前额头痛;手少阳经分布于上肢外侧中间、足少阳经分布于下肢外侧中间,均可治偏头痛;手太阳经分布于上肢外侧后缘、足太阳经分布于下肢外侧后缘,均可治疗后头痛等等。

表里经的疾病可以互治或表里经配穴。如《灵枢·厥病》载:"腹胀胸满,心尤痛甚,胃心痛也。取之大都、太白。"即是胃病取其表里经脾经腧穴之例。《灵枢·口问》载:"寒气客于胃,厥逆从下上散,复出于胃,故为噫。补足太阴、阳明。"则是胃病用表里经配穴之例。

(李孝波　赵　鑫)

参考文献

[1]陈荣华,赵永耀,易其余.中医美学[M].北京:中国中医药出版社,1991.

[2]金光亮.黄帝医道——中医基本原理解读[M].北京:人民军医出版社,2014:3.

[3]封佩姣."阴阳和谐理论"是中国传统美学的基本法则[J].祖国,2016,15(9):87.

[4]何银洲.中医如此神奇之阴阳五行藏象[M].北京:农村读物出版社,2009.

[5]武燕.中医美学对生命的人文观照[J].宜春学院学报,2014,36(9):22-24.

[6]韩翠娥.中医之美——阴阳平衡之美[J].癌症康复,2018,(1):38-41.

[7]丁宇,李焱.阴阳五行汇中医[M].北京:人民军医出版社,2012:11.

[8]火越.五行思维解读[M].太原:北岳文艺出版社,2004:1.

[9]熊继柏.内经理论精要[M].长沙:湖南科学技术出版社,1993.

[10]刘清国,胡玲.经络腧穴学[M].北京:中国中医药出版社,2012:32-39.

[11]山东中医学院.针灸甲乙经校释(上册)[M].北京:人民卫生出版社,2009.

[12]侯书伟,胡志强.《灵枢》经络系统分布"不对称性"探讨[J].北京中医药大学学报,2002(2):69-71.

[13]孙朝宗,孙震.《奇经八脉考》笺注[M].北京:人民卫生出版社,2013.

[14]南京中医学院.难经校释[M].北京:人民卫生出版社,2009.

[15]马莳.黄帝内经灵枢注证发微[M].田代华,主校.北京:人民卫生出版社,1998.

[16]张智龙,赵淑华.十二经脉气血盛衰变化临床意义初探[J].中国针灸,2010,30(10):859-862.

[17]蒋松鹤,楼新法,叶天申.经络"对称律"探讨[J].江苏中医药,2003,24(2):5-6.

第四章　中医临床实践中的美学思想

第一节　诊断辨证中的审美

　　中医学的基础体系深受哲学的影响,流畅的圆运动,迷人的八卦,和谐的阴阳平衡,中医带给我们的不仅是治疗,还有探知生命的规律,帮助我们重新思考人体和宇宙的关系。

　　中医学以治疗疾病为目的,最终作用是未病先防,既病防变,而辨证诊断是有效防治的基础。中医辨证诊断是根据中医学基础理论,专门研究如何诊察病证临床表现、确定病证诊断、分析病证变化及其演变规律的。在古代医家长期的诊疗实践活动中,不断积累了丰富的临床诊断经验,形成了中医特有的完整的诊病体系,即四诊(望、闻、问、切)、辨证与辨病。中医的诊疗技艺是艺术创作,是医之道中至美的巅峰,在追求真、善的同时完成了对美的诠释。中医在给患者诊疗疾病时,通过患者的自我感知和临床表现,将四诊收集到的信息加以整合解析,从而对患者的整体情况有一个概念性的认识,这种辨证的动态的整体观在中医诊断中最为常用,也是中医四诊合参辨证治疗的具体应用。中医在诊断治疗的过程中利用多面的观察,通过感觉表达的知觉、感官积累的经验,传达出深刻的意义,其过程充分结合了医学理念与美学的核心内涵。

一、四诊中的审美

　　四诊包括望、闻、问、切四种诊法。根据中医学理论,人体是个有机整体。局部病变可以影响全身,内部病变能够反应于外。这就是说,外部的疾病表现可以反映内在疾病的本质。所以,中医在诊断疾病时,往往通过病人的自我感觉和医生观察到病人的一些外在表现来推断病人内部的病理变化。如《素问·阴阳应象大论》中说:"以表知里……以诊则不失矣",认为外在变化可以反映体内病变。《灵枢·外揣》则更为明确:"五音不彰,五色不明,五脏波荡。

· 71 ·

若是则内外相袭,若鼓之应桴,响之应声,影之似形。故远者,司外揣内,近者,司内揣外。"认为体表的变化会正确地反映出内在的病变。这种"以表知里"的诊法理论,至今仍在临床上发挥巨大作用。

（一）审查内外整体之美

审查内外、整体观病,这是贯穿整个中医学的一大基础,就是根据中医学的整体恒动观,把人体与自然、外部和内部、整体与局部相结合起来,进行四诊审察,并将审察收集到的临床资料,进行专业的综合分析,为临床诊断和防病治病提供全面、准确的资料依据。对于中医来讲,整体观是我们首先所遵循的,无论是在诊病还是在治疗方面,首先都要从整体出发,因为"人"作为中医的核心研究对象,是一个有机整体的存在,无论各个脏器、经络,甚至气、血、精液等都是相互作用而又相互影响的,不仅在生理上相互联系,共同完成身体的新陈代谢机能,在病理上也是相互影响,一旦发生病变,局部可以影响全身,全身病变也可反应于某一局部;外部病变可以内传入里,内脏有病也可以反应于外。

因此,在疾病的临床诊断及治疗时,我们就会通过望、闻、问、切四种诊法,对面色、五官、气味、脉象四种外在表现诊断来分析内在脏器的可能性病变,来准确判断疾病。例如望诊中的色诊,色诊是中医通过辨色来诊察病情的方法。由于"色为气血之所荣,面为气血之所凑,气血变幻,色即应之,色之最著,莫显于面",人体内在脏腑气血精华反映在外在体表的征象即我们看到的面部的气色,因此诊断疾病时,大凡望面色,不仅要观察色调之青、红、黄、白、黑,更要分辨色泽之明晦、泽夭、浮沉、聚散和色位之上下、内外等差异。因为辨色调只可知其六气之偏性,五脏之偏亢,而察色泽与辨色位可知病机之虚实、病所之浅深、病程之远近以及病势之进退。就一般方法而论,在色泽方面,明晦用于辨轻重,泽夭用于观胜败,浮沉用于知深浅,聚散用于测远近;在色位方面,上下用于知病位,左右用于别气血,内外用于辨进退。《经》以五脏应五运,而有五色皆现于面,即青为肝木,赤为心火,黄为脾土,白为肺金,黑为肾水。《黄帝内经》曰:"生于心,如以缟裹朱;生于肺,如以缟裹红;生于肝,如以缟裹绀;生于脾,如以缟裹栝楼实;生于肾,如以缟裹紫"。所谓缟,素帛白绸之类也,如裹者,朦胧光泽,合而不露之象。此乃五脏安和、气血无乖,所生之色能为胃气之黄色、皮肤之白色所掩护也。传统中医学透过人类视觉对自然界色彩的感观经验,通过直观表述,从局部查全身,从外在观内里,形象地诠释了中医的整体观。

"人以天地之气生,四时之法成。"审察内外,还包括对人和自然环境适应状态的审察。同时中医讲求"天人合一",是中医将人放于天地之间的生命宇宙整体观。人与自然相通相应,无论四季、昼夜、地理变化,都会对人体的健康和疾病产生或多或少的影响,外部环境一旦发生急剧变化,人体机能对这种急剧变化的环境不能立即适应,人的脏腑机能就会随着变化而失调进而发生疾病。虽然人的适应能力很强大,人的生理机能也能够适应自然界的一般变化,但疾病的发生与变化,不能孤立于自然界之外,而是受所处自然环境的诸因素约束的。《素问·疏五过论》曰"圣人之治病也,必知天地阴阳,四时经纪",只要顺应四时气候等自然环境的变化,人体生理机能就能正常协调运行,治疗疾病也能达到良好的效果。

任何事物都有整体和局部,整体和局部相互影响相互作用,中医的整体之美,在于把人体看成一个完整的有机整体,不会"头痛医头,脚痛医脚"的片面治疗,能够从整体激发身体的机能,使"正气存内,邪不可干",保护机体不受疾病的干扰。

(二)四诊合参的和谐之美

传统中医认为人处于自然界中,应遵循大自然中的律动,体会出人体健康状态与大自然息息相关,展现了人与天地自然和谐感应之美。中医学强调生命体是一个有机和谐运动的整体,认为疾病是一个动态的过程。人体阴阳失调是疾病发生的主要原因;治病之道法于自然,应该遵从生命活动的固有规律,而用药遣方就是根据这基本的病理变化确定预防、治疗、养生原则,启发、调动、协助人体自身的调控机能,使机体恢复阴阳平衡,达到健康的水平。

四诊合参,即四诊并用或四诊并重,是中医诊断学的基本观点之一。四诊合参实际上是中医整体观念在诊断学上的具体体现。四诊合参对于全面了解病情,识别真伪,探求本原,具有非常重要的意义。这是对中医基础理论的实践,也是治疗疾病遣方用药的基础,四诊之中缺一不可,各自独立存在,而又相辅相成,贯穿于整个诊断过程之中,将望、闻、问、切四种诊法所搜集、了解和掌握的各种临床资料加以综合、整理、分析、推演,为正确判断疾病,确立治疗法则,提供最佳依据的思维形式,使身体最终达到健康的和谐状态。

"望而知之谓之神""闻而知之谓之圣""问而知之谓之工""切而知之谓之巧",《素问·阴阳应象大论》论及:"善诊者,察色按脉,先别阴阳,审清浊而知部分。视喘息,听音声,而知所苦。观权衡规矩而知病所主。接尺寸,观浮沉滑涩,而知病所生。以治无过,以诊则不失矣。"望、闻、问、切四种诊断方法,虽然各有其独特的作用,但均以整体观为指导思想,而且都是为辨证论治服务的。所以,中医历来重视并强调四诊合参,治病诊断居于首位,诊断的方法除了详细询问患者的病情，还要望患者气色的深浅明晦，闻患者的声音、喘息，切按患者脉象的浮沉缓数等，四诊并用才能综合分析做出正确的诊断，治疗也才能对症下药，避免发生不必要的过失。

四诊，望、闻、问、切。望诊，是指医者根据判断，运用视觉观察患者全身或局部的表现，来了解整个机体生理功能和病理变化的一种诊察方法；闻诊包括嗅气味和听声音两个方面；问诊是通过询问患者本人或家属，了解疾病的相关情况和资料；切诊包括脉诊和按诊，脉诊主要是按寸口脉，按诊是在患者身体的一定部位进行触、摸、按压。《周礼》中记载："以五气、五声、五色眂其死生。"此可谓四诊合参的最原始记载，这种以望、闻、问、切四种诊法相辅相成的临床诊断体系就是在长期的医学发展进程中逐步形成的。中医发展史上，晋代王叔和之后，脉诊和舌诊都有很大的发展，因而有些医生便出现一种偏向，往往夸大脉诊的作用，或夸大脉诊和舌诊，一按脉、一望舌便判定病情，无需询问病情就可遣方用药，而忽视四诊和参统一性的原则。疾病的发生、发展是复杂多变的，由于证候有真假之别，如真寒假热，假寒真热，其症状表现和舌脉多有不符之处，所以临床上有"舍脉从症"和"舍症从脉"的方法。如果四诊辨证不全面，便得不到患者全面的、详细的病情资料，辨证就缺失了准确性，甚至发生辨证错误，诊疗偏失，导致很严重的后果。因此，临床上我们一再强调四诊并重的重要性。

从中医四诊判断一个独立的个体并进行分类，要比从一个方面看更准确，准确辨证的前提是确保四诊信息的全面。正如《四诊抉微》云："然诊有四，在昔神圣相传，莫不并重。"这正是中医所强调的整体观念，传统中医透过察色按脉的过程，去感受多方面而精巧细致的现象，获取客观准确的病况变化，充分体现了和谐之美的内涵。

（三）自然之美

自然科学是一门研究自然界各种物质运动、变化和发展规律以及本质的学科。中医学的主要研究对象是人，探讨人体在生长发育过程中生、长、壮、老、已的生命规律，人体各部位的形态结构、各项生理功能以及疾病的发生发展和防治规律等，所以中医学的属性之一是自然科学。在自然界中，各种精彩丰富多变的事物就是美感经验的直接来源。他们通过感官调动对自然环境的知觉，并发挥敏锐的观察力与想象力，再加上洞察生物动息规律以及领悟大自然的能力，便可生动形象地描述四诊，在自然生态的基础上，通过对人体的感知，体会人与自然高度统一的相通性，进而更加准确地捕捉到人体的变化，增强医者对患者和疾病的感知能力。

例如,脉诊在四时春温、夏热、秋凉、冬寒有其自然之气的偏颇,根据"天人相应"的理论,人体脏腑组织的生理功能也受到四季气候变化的影响,同时,也会产生一定的适应性。脉象,就是随着季节气候的变化表现出不同的搏动征象。如春季六部脉略弦;夏季六部脉略洪,秋季六部脉略浮,冬季六部脉略沉。春季气温渐高,万物复苏,世间万物生发机能开始旺盛,阳气始生。虽然阳气初升,但寒气未尽,气机还受约束,因而脉象表现为端直以长,状如琴弦,《素问·玉机真脏论》称为"春脉如弦"。因春季与肝相应,故弦脉又称"肝脉"。夏季气温升高,万物生长茂盛,阳气随之也旺盛。人体也就会相应变得腠理疏松,脉管扩张,因而脉搏来势充盛,去势微衰,犹如钩状,《素问·玉机真脏论》称为"夏脉如钩"。这种脉象又如洪水奔流的波涛,急升而缓降,也称为"洪脉"。因夏季与心相应,故钩脉又称"心脉"。秋为燥金之气当令,阳气渐衰,万物生机应之而收敛,人体脉势相应也减,虽逐步趋向收敛,但仍带有扩张的余势,故脉象表现轻虚而浮,《素问·玉机真脏论》称为"秋脉如浮"。由于秋脉应指轻如毛,因此又称为"毛脉"。因秋季与肺相应,故毛脉也称为"浮脉"。冬季为寒冷闭藏之令,万物都趋于潜藏。人体受这个季节气候的影响,则成为阴盛于外而阳藏于内的生理状态,相应脉气的来势沉而搏指,《素问·玉机真脏论》称为"冬脉如营",或称"石脉"。因冬季与肾相应,故石脉又称"肾脉"。长夏季节万物生长已过,进入化育阶段,人体脉象则相应变缓。因长夏与脾相应,缓脉又称为"脾脉"。以上几种脉象虽然各不相同,但都具有和缓悠扬而有力的特点,为健康人体适应四时气候变化的正常脉象,故又称为"四时五脏平脉"。

另外还有浮脉:轻取即得,重按稍减而不空,举之泛泛而有余,如水上漂木;洪脉:洪脉极大,状若波涛汹涌,来盛去衰。濡脉:浮而细软,如帛在水中。散脉:浮散无根,至数不齐,如杨花散漫之象。沉脉:轻取不应,重按乃得,如石沉水底。弦脉:端直以长,如按琴弦。这些都是通过优美的文字生动描述脉象细微的变化,是应用美学意涵于中医临床脉诊的经典。

(四)辨证求因多样统一美

辨证求因,就是在审察内外、整体察病的基础上,根据患者一系列的具体表现,通过四诊合参加以分析综合,求得疾病的本质和症结所在,以探求疾病本质,从而审因论治。所谓辨证求因的"因",除了六淫、七情、饮食劳倦等通常的致病原因外,还包括疾病过程中产生的某些症结,即问题的关键,作为辨证论治的主要依据。仔细地辨证,就会对疾病有确切认识,诊断就更为正确,在治疗上就能达到审因论治的较高境界。中医诊断首先需通过医者的感官知觉去搜集患者的四诊资料,归纳后作出进一步的诊断及治疗。

《素问·征四失论》说:"诊病不问其始……何病能中。"《素问·至真要大论》也说:"必伏其所主,而先其所因。"《金匮要略·脏腑经络先后病脉证》指出:"夫诸病在脏,欲攻之,当随其所得而攻之。"《三因极一病证方论·五科凡例》曰:"凡治病,先须识因,不知其因,病源无目。"《症因脉治·原序》提出:"先辨其症,次明其因,再切其脉,据症、据因、据脉用治。庶节节可证,而法不谬施。"《医学源流论·病同因别论》中说:"凡人之所苦谓之病,所以致此病者谓之因……凡病之因不同,而治各别者尽然,则一病治法多端矣。"疾病是复杂而多样的,也是不断变化的。各种不同的疾病,因其时间、地域、体质、禀性等因素的不同,其表现形式也不一样,即使是同一类疾病也有不同的变化形式。反之,任何疾病又都具有一定的阶段性,而每一阶段也都具有其本身的特性。所以,在临床上,经常有同一疾病而表现各异,不同的疾病又可出现相同的症状等复杂情况。疾病形成后的结果是症状、证候,疾病形成的源头则是病因,相对于疾病而言,病因是疾病产生的开始。有时病因一直存在,所以源头不断,疾病也就越难痊愈。

审因论治是直接针对疾病病因的治疗,在经过辨证、辨病治疗后,仍难以取得疗效时,往往需要审因治疗,这些治法结合起来,从而构成了完整的中医辨治思路,达到论治的多样统一美。

二、辨证中的审美

辨证,指通过概念、判断、推理等思维形式正确反映客观事物辨证发展的过程,也是对客观辨证法的反映。辨证思维最基本的特点是将对象作为一个整体,从其内在矛盾的运动、变化及各个方面的相互联系中进行考察,以便从本质上系统地、完整地认识对象。

中医辨证是在中医理论指导下,以患者为考察对象,对临床病情资料进行综合分析,判断证候,并为论治提供依据的思维过程,即确定属于何证的过程。它是一种将机体所处环境、正气的强弱与疾病表现特点加以综合分析的诊断方法。中医辨证包括八纲辨证、脏腑辨证、气血津液辨证、病因辨证、六经辨证、三焦辨证、卫气营血辨证等多种辨证方法。各种辨证方法之间存在着辨证统一的关系。虽然各种方法有不同的表现形式及作用方法,在指导临床遣方用药方面也各有千秋,但是他们都有着共同的基础,即都是以人这样一个有机整体作为研究对象和实施诊断治疗的。其次,各种辨证方法之间又相互联系,反映了机体所包含的种种矛盾关系,包含了人对疾病认识的各个环节。

辨证方法是人们对机体客观的能动的反映,反映的对象是普遍联系的、充满矛盾的、永恒运动变化和发展着的机体。人类在自己的思维和意识中,通过不断变化的生理和病理结果,正确认识机体的变化,从而总结出辨证的方法,按客观规律指导临床更准确地遣方用药,得到好的疗效。

(一)八纲辨证对应美

八纲辨证,即分析、辨认疾病的证候,是认识和诊断疾病的主要过程和方法。辨,即辨认,辨别,也就是分析。证,即证候,是机体在致病原因和条件共同作用下,脏腑、气血、经络、津液之间,机体与环境之间关系紊乱的综合表现。所以,明确了某一证候,就是对疾病发展阶段中的病因、病位、邪正斗争的强弱、阴阳的偏盛偏衰等病理情况的概括。

八纲辨证是中医各种辨证的总纲,是中医辨证的基本方法,八纲辨证是根据四诊合参取得的病情资料,进行辨证分析,以得知疾病的性质、病变部位、病位的深浅、病势的轻重、机体反应的强弱、正邪双方力量的对比等情况,归纳为阴、阳、表、里、寒、热、虚、实八类证候,也是从各种辨证方法的个性中概括出的共性,在诊断疾病过程中,起到执简驭繁、提纲挈领的作用。疾病的表现尽管极其复杂多变,但基本都可以归纳于八纲之中。疾病总的类别,有阳证、阴证两大类;病位的深浅,可分在表在里;阴阳的偏颇,阳盛或阴虚则为热证,阳虚或阴盛则为寒证;邪正的盛衰,邪气盛者为实证,正气衰者为虚证。因此,八纲辨证就是把复杂多变的疾病,按照表与里、寒与热、虚与实、阴与阳这种简单的两点论来加以解析,充分揭露病变中各种矛盾,八纲的基本精神就是通过辨证抓住其在表在里、为寒为热、是虚是实,属阴属阳的内在矛盾。

八纲辨证在辨证方法中充分体现了机体的辩证统一性,将疾病的原因与结果、必然性与偶然性、可能性与现实性、内容与形式、本质与现象等各个矛盾都加以归纳概括。在辨证过程中,既要辨明各纲的不同证候,又要注意各证候之间的相互联系。因为疾病的证候表现是错综复杂的,表里寒热虚实往往交织在一起而兼杂出现。表里、寒热、虚实、阴阳八纲的区分并不是单一的、彼此孤立的、静止不变的,而是错综复杂、互相联系、互相转化的。归纳起来,八纲之间存在着"相兼""夹杂""转化"的关系。但是八纲辨证具有很强的概括性和实用性,八纲辨证运用时,首先辨别表里,确定病变的部位,然后辨别寒热、虚实,分清病变性质,了解正邪双方力量对比状况,最后可以用阴阳加以总的概括。因此,八纲辨证表现了其在诊疗疾病中独特的对应美。

(二)脏腑辨证表里协调美

脏腑辨证是根据脏腑的生理功能和病理特点,辨别脏腑病位及脏腑阴阳、气血、虚实、寒热等变化,为治疗提供依据的辨证方法。八纲辨证是辨证的纲领,但八纲辨证只是分析、归纳各种证候的类别、部位、性质、正邪盛衰等关系的纲领。如果要进一步分析疾病的具体病理变化,就必须落实到脏腑上来,用脏腑辨证的方法才能解决。脏腑辨证的主要内容包括脏病辨证、腑病辨证及脏腑兼病辨证等,这样就能达到表里的协调,体现了整体的协调美。

脏腑辨证,主要之意在取《黄帝内经》中所提到的藏象理论,即五脏:肝、心、脾、肺、肾,六腑:胆、胃、大肠、小肠、三焦、膀胱。人体为一个有机整体,五脏六腑各司其职,机体才得以正常运转。邪气伤人,即便初始感邪部位只为一个部位,但是整个机体奋起抗邪,便是由全身诸多脏腑共同作用而产生。人体是一个有机的恒动的整体,正常情况下,人体处于阴阳平衡状态,如果某一脏腑发生病变,那么就会表现出异常的表现,脏腑辨证方法就是让我们从外在的表现来判断内在某一脏腑疾病,从而做出正确的判断,准确地遣方用药,达到治疗的目的。相对于别的辨证方法来讲,脏腑辨证是辨证的基础,能从“表”的表现直达“里”的实质,从临床表现可以辨证分型,分析病理特点,从而得出治疗原则及遣方用药,对于诊断治疗的指导性更为具体,这便是脏腑辨证表里协调之美。如常见的临床表现:心悸、气短(活动时加重)、自汗、倦怠乏力、面色㿠白、舌淡胖嫩,苔白,脉虚等。通过脏腑辨证方法可以判断是心气虚证;病理分析:心气虚衰,心中空虚惕惕而动则心悸怔忡;心气不足,胸中宗气运转无力则胸闷气短;劳累耗气,故稍事活动后症状加重;气虚卫外不固则自汗;气虚血运无力不能上荣则面色淡白或㿠白,舌淡苔白;血行失其鼓动则脉虚无力。治疗原则:调补营卫,安养心神。治疗:补气养神的中药。

(三)卫气营血辨证的层次美

叶天士生平对于温病研究颇多,在其著作《温热论》中更是将其主要温病学术思想作了通透详细的描述,其书中阐述了温病的发生发展规律,创立了卫气营血辨证论治体系。即以外感温病由浅入深或由轻而重的病理过程分为卫分、气分、营分、血分四个阶段,各有其相应的证候特点。叶氏《温热论》言:“温邪上受,首先犯肺,逆传心包,肺主气属卫,心主血属营,辨营卫气血虽与伤寒同,若论治法则与伤寒大异也。"曰:"大凡看法,卫之后方言气,营之后方言血。在卫汗之可也,到气才可清气;入营犹可透热转气……入血就恐耗血动血,直须凉血散血。"此条指出了温病卫气营血基本治法。

卫气营血辨证是理、法、方、药俱全的辨治体系,卫气营血辨证理论是客观规律性很强的重要的温病辨治体系之一。这个客观规律性,主要表现在临床证候和病机演变的客观规律性。卫分证、气分证、营分证、血分证是邪气侵犯人体引起的疾病浅深轻重不同的四个阶段,一般由卫分开始,依次逐渐加深传入气分、深入营分、血分。由于卫气营血的传变过程基本体现了病邪由表入里、由浅入深,病情由轻而重的发展趋势。因此,运用卫气营血辨证,抓住各个阶段的证候特点,就可从整体上把握外感温热病的病机演变规律。这四个阶段正确揭示了温病发生发展内在病机演变的客观规律,内在病机演变的四个层次的不同,决定了临床四个阶段表现的差异。如卫分证常见于外感热病的初期,是温热病邪侵犯肺与皮毛所表现的证候,可分为温热性的卫分证和湿热性的卫分证,温热性的卫分证又可分为风热病邪所引起的风热卫分证和燥热病邪所引起的燥热卫分证,其代表方是银翘散和桑杏汤。若卫分之邪不解,郁而化热,传入气分,为由表入里,显示病位深入一层,病情加重。但此期邪势虽盛而正气未衰,抗邪有力,若治疗及时正确,则邪易解而病愈。气分证根据邪在肺、胃、大肠之不同,可以表现为气分热盛、胃肠实热、气分湿热。若病邪继续深入到营分,则病位较深,多在心与心包,病情较重,因其不仅邪气亢盛,正气也多受损,有营血耗伤、津液不足的病理特点。血分证为邪热深入血分而引起耗血动血的证候,是卫气营血病变的最后阶段,也是温热病发展演变过程中最为深重的阶段,累及脏腑,以心、肝、肾为主。卫气营血辨证从四个方面层次分明论述了温热病的发生发展以及诊断治疗预后,因此具有很强的客观规律性,其既有病程发展的一般规律,又有病情变化的特殊形式,体现了由表到里、由浅到深、由轻到重的四个层次变化。因此临床上我们可以根据温病发生、发展及症状变化的特点,对临床表现进行综合分析和概括,以区分病程阶段、辨别病变部位、归纳证候类型、判断病机本质、决定治疗原则,并推测预后转归。这种层次传变的现象正是整体辨证审美的思想在中医临床中的典型反映。

（乔　丽）

第二节　病因发病中的审美

所谓病因即破坏人体自身相对平衡状态而引发疾病的原因。徐大椿《医学源流论》言:"凡人之所苦,谓之病;所以致此病者,谓之因。"中医病因学说是在朴素的唯物论、自发的辩证法思想指导下,在反复医疗实践的基础上形成的,是中医学的重要组成部分,也是临床辨证求因、审因论治的依据。发病是病因作用于人体而引起的异常改变,病机是疾病的本质与演变规律,是正邪相争过程与结局的整体概括。中医病因病机学说,以及在此基础上形成的治则治法理论,是中医临床实践的重要组成部分,也是中医独特的生命观和健康观的重要体现。首先,在"整体观念""天人合一"等科学的思想方法指导下,客观反映了疾病的本质之"真";其次,有效地服从和服务于治疗疾病、促进健康之"善";同时在整个过程中处处体现了"平衡""和谐""动态"等自然之美、科学之美。

要理解中医在病因发病中的审美,首先必须了解中医对健康和疾病的认识。世界卫生组织对健康的定义是:健康不仅是没有疾病,而且包括躯体健康、心理健康、社会适应良好和道德健康。健康包括机体内部脏腑经络、气血津液、形与神的阴阳平衡,机体与外界环境(包括自然环境和社会环境)的阴阳平衡。健康意味着形体血肉、精神心理和环境适应的完好状态。由于机体的阴阳平衡是动态平衡,《内经》认为健康就是"阴平阳秘,精神乃治",因而,健康是一个动态的概念。当机体在一定环境下,由病因与机体相互作用而发生邪正斗争的有规律过程,表现为机体脏腑经络功能异常、气血紊乱、阴阳失调,对外界环境适应能力降低,劳动能力明显下降或丧失,并出现一系列的临床症状与体征时,就是疾病状态。换言之,疾病是机体在一定病因的作用下,机体阴阳失调而发生的异常生命活动过程。

一、病因病机中的审美

(一)病因中的"过犹不及"

宋代陈无择在《三因极一病证方论》中首创"三因学说",将病因概括为外因、内因和不内外因,标志着中医病因学说已趋成熟。在病因学的发展过程中,中医学一直都致力于从临床治疗学的角度提出探求病因的方法,即从人身病理变化不同阶段的整体表现来认识病因,从致病因素与机体的相互作用中认识病因、从致病因素与机体的整体联系中认识病因,即"辨证求因"。因而,一种因素是否成为致病因素,与机体的反应密切相关,只有超过了人体自我调节能力的"太过"或者"不及"的因素,才会引起临床症状,成为病因。中医的病因学说以人与自然、人与社会、人体自身的相对平衡协调为美,凡是打破这种平衡状态,引发人体症状表现的因素就是病因。对病因的把握,要站在整体观念的基础上,从是否破坏了"平衡""协调""动态"之美感来判断。中医的病因主要包括外感病因、内伤病因、病理产物形成的病因和其他病因。

外感病因是风、寒、暑、湿、燥、火六气发生太过或不及,或非其时而有其气,如春天当温而反寒,冬季当凉而反热,以及气候变化过于急骤,如暴寒暴暖等,超过了一定的限度,使机体不能与之相适应的时候,才会导致疾病的发生,成为"六淫"。内伤病因也是因人的情志或行为不循常度,超过人体自身调节范围,直接伤及脏腑而成为致病因素的,如七情内伤、饮食失宜、劳逸失当等。饮食是人类生活中最基本的部分,是人类生存和发展的重要条件。《吕氏春秋》将食物的功能概括为充虚、适味、乐心。即食物除了具有充饥的基本功能之外,人们在享用色香味俱全的食物时,还会产生赏心悦目、愉快舒适的感受。而只有饮食结构合理、五味调和、寒热适中、无所偏嗜、洁净节制,才能使人获得均衡的营养、健康的身体和视觉、味觉等方面的美好体验,只有"谨和五味"才能"长有天命",享受心身健康之美,反之饮食失和也会成为致病因素,损伤脾胃、变生他病,故有"饮食自倍,肠胃乃伤"之说。在临证治疗时,要根据"四诊"所采集的信息,辨别清楚病因的类型,才能制定正确的治则和治法。

华佗治病对症下药的故事,就是一个审证求因的例子。一次,府吏倪寻和李延两人都患头痛发热,一同去请华佗诊治。华佗经过仔细地望色、诊脉,开出两个不同的处方,交给患者取药回家煎服。两位患者一看处方,给倪寻开的是泻药,而给李延开的是解表发散药。他们想:我俩患的是同一症状,为什么开的药方却不同呢,是不是华佗弄错了? 于是,他们向华佗请教。华佗解释道:倪寻的病是由于饮食过多引起的,病在内部,应当服泻药,将积滞泻去,病就会好;李延的病是受凉感冒引起的,病在外部,应当吃解表药,风寒之邪随汗而去,头痛也就好了。两人听了十分信服,便回家将药熬好服下,果然很快都痊愈了。

病理产物形成的病因是指在疾病发生和发展过程中,由原始致病因素所引起的后果,可以在一定条件下转化为另一些变化的原因,成为继发性致病因素。如痰饮、瘀血、结石都是在疾病过程中所形成的病理产物,它们滞留体内而不去,又可成为新的致病因素,作用于机体,引起各种新的病理变化。这些继发性病因,一方面是机体"失和"的产物,另一方面又会引起新的"失和"。只有认识到中医病因的这一"动态"特点,才能把握疾病不同阶段的主要病因,采取相应的治则和治法。

其他病因还有外伤、寄生虫、胎传、虫蛇毒等。这些病因有时候容易判断,有时候需要医生认真观察、严谨思考、合理联想才能准确把握,治疗方法更是要在"审病求因""审证求因"的基础上,灵活机变,巧妙化裁,充满了科学理论的新奇之美和灵动之美。叶天士用粢饭团巧治怪病的故事,就是一个精准把握病因的例子。那年盛夏,叶天士被南京的大官僚吕维其请到家中给他的儿子治病,原来三四天前这公子嫌天气太热,就独自一人到后花园荷花池边躺着乘凉,不知不觉睡了过去,一觉醒来便觉得周身奇痒难忍,一碰就痛,连衣服也穿不了。叶天士仔细地诊视了病人,发现周身不红不肿,不寒不热,脸色如常,饮食照旧,脉象平和,于是来到公子乘凉的地方,仔细地观察了柳树和地面,旋即开方:"白糯米三石,洗净蒸熟,做成饭团。"之后,叶桂拿了两个粢米饭团在他身上、胳膊上、腿上滚来滚去。不一会儿,吕公子就一跃而起,完好如初。原来,叶天士在他乘凉的地方看见有许多毛毛虫被太阳暴晒,脱落下不少刺毛。由于刺毛很小,肉眼看不见,公子自己也没察觉,可是一碰身上,刺毛就扎人,疼痛难忍。这些刺毛无法除掉,却可以利用粢米团的黏性把他们粘干净,病也就好了。

(二) 病机中的"各司其属"

病机又称病理,包括病因、病性、证候、脏腑气血虚实的变化及其机理,它揭示了疾病发生、发展与变化、转归的本质特点及其基本规律。中医病机学是以五脏为中心,把局部病变同机体全身状况联系起来,从机体内部脏腑经络之间的相互联系和制约关系来探讨疾病的发生、发展和转变,从而形成了注重整体联系的病理观。尽管疾病的临床征象错综复杂、千变万化,但只要医者谨慎地审查各自的病机,分析病机和证候之间的内在联系,"谨守病机,各司其属",就能做到辨证准确、立法精当、治病求本,"疏其血气,令其条达,而致和平"。基本病机包括邪正盛衰、阴阳失调、气血失调、津液失常、脏腑病机、经络病机等。

疾病的发生、发展和变化,都是在一定条件下邪正斗争的结果,即"正气存内,邪不可干;邪之所凑,其气必虚",以及"不得虚,邪不能独伤人"。在疾病的发展变化过程中,正气和邪气的力量对比不是固定不变的,而是在正邪的斗争过程中,不断地发生着消长盛衰的变化,随着体内邪正的消长盛衰而形成了病机的虚实变化。审查病机的过程,就是在认识到人体各种"平衡"之美的前提下,辨别失衡的局部和原因,通过适当的治则和治法,恢复相对平衡的状态。

明代《外科心法》记载了薛己治疗漆疮,也就是漆类过敏的医案:患者张生因漆类过敏而恶心作呕,薛己考虑这是由于中气弱、漆毒侵袭而引起的,于是用六君子汤加砂仁、藿香、酒炒芍药来治。但是患者不信服,另外服用了连翘消毒散,结果呕吐加重。再邀薛己仍以前药治疗而愈。人体的健康或疾病由"正气"和"邪气"的力量对比来决定,单纯从"邪气"出发,见毒解毒的治法,是将病因独立于人体之外,而忽视了中医病因病机"主客合一"的特性。因而,只有充分关注了人与自然和社会的统一性,以及人体自身的整体性,才能准确把握病因病机,从而采取正确的治疗措施。

阴阳失调的病机,是以阴阳的属性来阐释、分析、综合机体一切病理现象的机理。阴和阳之间存在着相互制约、相互消长、互根互用和相互转化等密不可分的关系,因此,在阴阳的偏盛和偏衰之间,亡阴和亡阳之间,都存在着密切的联系。阴阳的对称和平衡,是人体保持健康之美的重要条件,"阴平阳秘,精神乃治",反之,就会"阴阳离决,精气乃绝"。

气血津液是人体脏腑、经络等一切组织器官进行生理活动的物质基础,而气血津液的生成与运行又有赖于脏腑生理功能的正常。因此,在病理上,脏腑发病必然会影响到全身的气血津液,而气血津液的病变也必然影响到脏腑。由于气、血、津液之间有着密切关系,所以在病理情况下,气病必及血,血病亦及气,气血、津液病证常常相互影响。气血津液调和也是维持人体美的重要物质基础和功能保证,如人的面部皮肤依赖气血的供养,津液在人体也起着重要的滋润、濡养作用。气血津液充盛、调和,则皮肤光滑、润泽、紧致,头发乌黑、浓密、筋骨强健、肌肉有力,动作灵活,处于健康、健美的状态。而脏腑功能衰退,气血不足时,就会表现为"五七,阳明脉衰,面始焦,发始堕。六七,三阳脉衰于上,面皆焦,发始白……"

脏腑病机是疾病在其发生、发展过程中,脏腑的正常生理功能发生失调的内在机理。任何疾病的发生,无论是外感还是内伤,都势必导致生理功能紊乱而脏腑阴阳气血失调。因此,脏腑失调的病机在病机理论中占有重要的地位,是辨证论治的主要理论依据。脏腑根据其生理功能的不同,各有其不同的作用趋势,如《素问·刺禁论》曰:"脏有要害,不可不察。肝生于左,肺藏于右,心部于表,肾治于里,脾为之使,胃为之市。"认为人体是一个动态平衡的有机整体,而升降出入则是体现人体生理活动的一种重要形式,"升降出入,无器不有",人体的阴阳、水火、气血、脏腑的升降出入运动贯穿于生命活动的始终。因而对脏腑病机的认识,就必须在动态平衡中去把握打破这种和谐之美的因素及其作用机制。如中医治疗胁痛多从左肝右肺之法,王肯堂《证治准绳》中言"若只是胁痛,别无杂证,其痛在左,为肝经受邪,宜用川芎、枳壳、甘草。其痛在右,为肝经移病于肺,宜用片姜黄、枳壳、桂心、甘草。"历年的治疗经验也表明,左边较严重的病证,多责之于肝,肝药多效;右边较严重的病证,多责之于肺,肺药多效。

在"天人相应""同气相求"的理论指导下,《黄帝内经》根据五脏喜恶,通过五味"酸入肝,苦入心,甘入脾,辛入肺,咸入肾",建立了五脏苦欲补泻理论。饮食五味是人体气血化生的物质基础,五味各入其所,以养五脏。顺应五脏的"所欲"和"所喜"来养生、防病,就能取得良好的效果;相反,偏嗜五味,可内伤五脏,变生他疾。如《黄帝内经》论消渴病的发生机理为平素过食肥甘,助生内热,耗伤津液,故表现出多尿、多饮、多食等症状。在五味"养人"和"伤人"之间,"适度"是重要的界限。气味合而服之,则养精益气;而嗜食五味则会产生伤气、伤形、伤脏腑等严重后果。脏腑病机总以脏腑功能的顺应与"和调"为美,以平衡、和谐的打破为病,以恢复、调整有序状态为治。

二、治则治法中的审美

治则是治疗疾病时所必须遵循的法则。治则是在整体观念和辨证论治理论指导下,根据四诊(望、闻、问、切)所获得的客观资料,在对疾病进行全面分析、综合与判断的基础上,制定出来的对临床立法、处方、遣药具有普遍指导意义的治疗规律。如扶正祛邪、治病求本、调和气血、调整脏腑、三因制宜等。治法是在治则指导下制定的治疗疾病的具体方法,它从属于一定的治疗原则。例如,扶正祛邪是治疗的基本原则,在这一总的原则指导下,根据具体情况所采取的益气、养血、滋阴、补阳等方法,就是扶正的具体治法,而发汗、吐下等方法,则是祛邪的具体治法。

(一) 治则中的"调和阴阳"

中医治病的最高原则是治未病,即施治于未病之前,其实质就是预防和养生,具体包括两个方面:未病先防和既病防变。强调要注意生活、起居、饮食、精神情志等方面的保养,以使正气充沛,免受病邪侵犯,做到防病于未发之前,维护和保持人体健康之美。正如《黄帝内经》所说:"圣人不治已病治未病,不治已乱治未乱。"扁鹊三兄弟的故事就是说明中医"防重于治"原则的例子。魏文王问扁鹊说:"你们家兄弟三人,都精于医术,到底哪一位最好呢?"扁鹊答:"长兄最好,中兄次之,我最差。"文王又问:"那为什么你最出名呢?"扁鹊答:"长兄治病,是治病于病情发作之前,由于一般人不知道他事先能铲除病因,所以他的名气无法传出去;中兄治病,是治病于病情初起时,一般人以为他只能治轻微的小病,所以他的名气只及本乡里;而我是治病于病情严重之时,一般人以为我能起死回生,所以认为我的医术高明,因而名气最大。"

预防和养生最重要的一点就是在"天人相应"的思想指导下使人的活动顺应天时。"人以天地之气生,四时之法成",人是自然界的一部分,所以当人的活动与自然界相应,"内外调和"时"邪不能害","从其气则和,违其气则病"。自然界存在着春生、夏长、秋收、冬藏的变化,春夏阳气升发,秋冬阳气潜藏。人们在养生过程中,也应顺应自然界变化,注意饮食起居、情志运动等,保持机体的阴阳平衡。如能保持人与自然以及人体自身的和谐之美,就能保持健康之美。

如在饮食养生方面,春季宜多食兴阳的食物,如葱、姜、蒜、韭菜、芥末等,以顺应阳气升发的规律,适当少食酸,而多食土豆、山药等甘味养脾气。唐代名医孙思邈说:"春日宜省酸,增甘,以养脾气。"夏季人体腠理疏松、汗孔开泄、出汗较多,要补充足够的维生素、水分和无机盐等,多食新鲜的水果蔬菜,同时注意"春夏养阳",适当多食姜以养胃阳。秋季饮食要注意顺应阳气收敛的规律,以养阴、生津的百合、莲藕、丝瓜等食物为主,同时注意养肺,少食姜、蒜、咖喱等辛味食物。冬季饮食要以养阴为主,养肾为先。可以吃一些动物类食品或豆制品等,如羊肉、大豆、木耳、芝麻等。

阴阳失衡是疾病的根本矛盾。治病求本的基本原则就是调和阴阳,即治病必须追究疾病的根本原因,审察疾病的阴阳逆从,而确定治疗方法,"谨察阴阳之所在而调之,以平为期"。扶正祛邪是相互联系的两个方面,扶正是为了祛邪,通过增强正气的方法,驱邪外出,从而恢复健康,即所谓"正盛邪自祛"。祛邪是为了扶正,消除致病因素的损害而达到保护正气、恢复健康的目的,即所谓"邪去正自安"。在临证治疗时,由于疾病的病理变化是极为复杂的,病变过程亦有轻重缓急,所以,尚须仔细分析正邪力量的对比情况,分清主次,判断虚实寒热的真假、祛邪扶正的先后,急则治其标、缓则治其本,知常以达变,灵活运用治疗法则,总以"损其有余,补其不足"为原则,使阴阳恢复相对的平衡状态。在准确地判断病机、制定治则的过程中,充分体现了中医理论的灵动之美、平衡之美和新奇之美。

《名医类案》记载了张子和治疗泄泻的一个病案。该患者像倾泻一样泻痢不止,医生都认为是寒邪引起的,治了近20年也没治好。子和诊察后认为,两寸脉都是滑脉,应该不是寒邪所致,而是水饮内停引起的,于是服以茶调散,使患者涌吐出来很多寒水,又服以无忧散,使患者如水样泄泻十余次,之后以淡渗利湿的方药通调水道,患者就痊愈了。此案患者虽表现为泄泻之"通"的症状,病变机理却是水饮内停之"积"引起的。"通"为标,"积"为本,因而针对病机,采用了"吐"和"下"的治法,急则治其标;待病情稍缓,再以淡渗利湿剂"和"之,缓则治其本,终于使患者恢复了"阴平阳秘"的健康状态。

调和气血,是根据气血的功能失常,或气血互用的功能失调等病理变化,采取"有余泻之,不足补之"的原则,使气血恢复到平衡、和调状态的治疗原则。人体是一个有机的整体,脏与脏、脏与腑、腑与腑之间,生理上相互协调,病理上也相互影响。一脏有病可影响他脏,他脏有病也可影响本脏。因此,在治疗脏腑病变时,既要考虑一脏一腑之阴阳气血失调,更要注意调整各脏腑之间的关系,使之重新恢复平衡状态,这就是调整脏腑的基本原则。同时,还要重视气候变化、地理环境、个体差异等对疾病的发生、发展和转归的影响,强调"因人、因时、因地制宜",才能准确判断疾病的病因病机,采用有效的治则和治法。

在"因人制宜"中,体质对诊断的确定、治疗方法的选择、疾病的预后都有重要的影响。《灵枢·逆顺肥瘦》记载了根据形体胖瘦等来选择针刺方法的例子。瘦人皮薄色少,宜浅刺而疾发针;肥人血黑以浊,气涩以迟,宜深刺而久留针;常人气血和调,一般刺法就可以;婴儿肉脆,血少气弱,宜浅刺而少留针。体质的差异影响疾病的预后,大凡体质壮实者,抗病能力强,病程短,预后良好;体质柔弱者,抗病能力弱,病程长,预后不良。《灵枢·论痛》曰:"同时而伤,其身多热者易已;多寒者难已",明确提出阳气盛、体质强者预后好,阴气盛、体质弱者预后差。体质的特殊性还决定着对某种致病因子的易感性。《临证指南医案·湿》曰:"治法总宜辨体质阴阳,斯可以知寒热虚实之治。若其人色苍赤而瘦,肌肉坚结者,其体属阳,此外感湿邪,必易于化热;若内生湿热,多因膏粱酒醴,必患湿热湿火之症。若其人色白而肥,肌肉柔软者,其体属阴,若外感湿邪不易化热;若内生之湿,多因茶汤生冷太过,必患寒湿之证。"

疾病的发生是阴阳失衡、脏腑失调、气血失和等平衡、协调被打破的结果,因而治疗原则就是针对性地纠偏和复位,治疗方法就是以"求和"为目的的疗法。

（二）治法中的"以和为美"

《内经》中提出"致和平"与"以平为期"是中医治疗的最终目标，而达到这一目标的重要手段是调理阴阳。调理阴阳的根本目的在于使"阴阳自和"的自我调节机制正常发挥作用，达到"阴平阳秘"的和谐状态。这一思想在具体治法方面突出体现为"和法"，也就是重视运用"和解"与"调和"的方法，而非对抗性疗法，使人体恢复健康状态。张仲景在《伤寒论》中提出"阴阳自和者，必自愈"，揭示了人体阴阳自和的机能是疾病自愈的关键。《伤寒论》中的半夏泻心汤、黄连汤、干姜黄芩黄连人参汤、四逆散等方，或辛开苦降、寒热并用、调和脾胃，或清上温下、平调寒热，或调和肝脾，皆蕴含"和法"调和之旨。清代程氏在《医学心悟》中提纲挈领地提出汗、吐、下、和、温、清、补、消等八法，将"和法"作为一种具体治法而纳入"医门八法"之列。

在思想层面，"和"概括了中医对治疗疾病的认识；在治则层面，"调和"是中医治疗疾病的原则；在治法层面，"和解"是中医治疗疾病的方法。包含了和解少阳、调和营卫、调和脏腑、调和气血、平调寒热等诸多具体治法。

在《刘渡舟伤寒临证指要》中记载了一个调和营卫治疗汗出偏沮的案例。孙某，男，39岁。患病为左半身经常汗出，而右半身则反无汗，左有汗而右无汗，界限分明。切其脉缓而略浮，舌苔薄白。用桂枝汤原方，服后啜粥取微汗，从此其病获痊愈。在本例中，外邪偏客于半身，左右阴阳不协调，致气血失和，因而汗出偏沮。"阳加于阴谓之汗"，营属阴，卫属阳，汗出异常是营卫失和的表现，以桂枝汤调和营卫，使营卫通调、阴阳和谐、气血通畅，因而汗出偏沮得愈。

在《邓铁涛医案与研究》中记载了一个调和气血，运用补阳还五汤治疗截瘫的案例。曾某，女，22岁。因截瘫就诊时已卧床数月，望其两腿消瘦，自膝以下皮包骨头，需人搀扶才能起坐，坐亦不能久，面目虚浮，月经3月未行，唇舌色暗，苔白，脉细涩。予补阳还五汤，黄芪用120g，家人见方，初不敢服，后试配半剂，服后翌日月经得通，始有信心，连服十多剂。二诊自觉精神较好，月经已净，腰部稍有力。照上方加减，服药八个多月，并经艰苦锻炼后，已能扶拐杖缓慢行进。本例患者面目虚浮，月经3月未行，唇舌色暗，苔白，脉细涩，一派气虚血瘀征象，故用补阳还五汤为主，益气活血而效如桴鼓。对于截瘫及各种脑血管意外后遗症属气虚血瘀之偏瘫者，临床多以王清任之补阳还五汤加味，以益气活血。

"和"是中医美学的基本特征之一。除了具体治法善用"和"法之外，现代名医蒲辅周强调:汗、吐、下、和、温、清、消、补均需掌握分寸,太过或不及,用之不当皆能伤正,因此,汗而勿伤,下而勿损,温而勿燥,寒而勿凝,消而勿伐,补而勿滞,和而勿缓。也就是其他具体治法也要掌握"适度"的原则,不能伤害了人体的正气,破坏了人体的"阴阳自和"能力。用药贵在适中恰当,用之适当则为治病之药,用之不当则为致病之"毒",总以"和"为贵。

中医治法之美还表现为不拘一格、灵活机动的新奇之美。不仅是针灸中药、按摩导引可以治病,琴棋书画皆可为治,北宋著名词人秦观,因仕途屡遭贬谪,心境忧郁,周身不舒,患了肠癖之病,乃至卧床不起。友人高符仲携王维的画作《辋川图》供他欣赏,告之"阅此可以疗疾"。王维是唐代著名诗人、画家,苏轼称他"诗中有画,画中有诗"。那幅画是王维摹写自家田园的山林景观,亭台楼阁、花草树木皆得自然之趣,令人心境怡然。秦观得画后心中颇喜,卧于床上细细观赏,如同身临其境,古人称之为"卧游"。由于秦观陶醉于画景之中,精神不觉为之振作,脏腑随之调和,几天之后疾病竟然痊愈了。

(武峻艳)

第三节　组方用药中的审美

以中国传统医药理论指导采集、炮制、制剂,说明作用机理,指导临床应用的药物,统称为中药。简而言之,中药就是指在中医理论指导下,用于预防、治疗、诊断疾病并具有康复与保健作用的物质。方剂就是治病的药方。中国古代很早已使用单味药物治疗疾病,经过长期的医疗实践,又学会将几种药物配合起来,经过煎煮制成汤液,即是最早的方剂。中药主要来源于天然药及其加工品,包括植物药、动物药、矿物药及部分化学、生物制品类药物,而以植物药居多。在中药的起源和命名、中药的产地与采集、中药的炮制、方剂的配伍等过程中,处处体现了汉字音义的韵律之美、取法自然的和谐之美和平衡协调的科学之美。

一、中药应用中的审美

(一)中药命名的特色美

我国地域辽阔,自然条件极为复杂,中药资源也极为丰富。人们以中药的产地、功用、形色气味等不同特性进行命名,使之具有了"闻其名而知其情"的艺术美感。

中药因产地之异,品种质量相差甚大。因而中医临床强调使用"道地药材"。道地药材就是指在一特定自然条件和生态环境的区域内所产的药材,并且生产较为集中,具有一定的栽培技术和采收加工方法,质优效佳。如河南焦作辖区,古怀庆府所产的山药、牛膝、地黄、菊花被称为"四大怀药"。杭麦冬、杭菊花、浙元参、延胡索、白术、山茱萸、白芍、浙贝母主产于浙江,被称为"浙八味"。还有山西潞党参、山东东阿阿胶、四川川黄连、川贝母等,均以主要出产地命名而驰名海内外。

有很多中药是以功用而美其名。如防风能祛风,治疗诸风引起的头痛身痛等;泽泻能渗利水湿;益母草能治疗妇科百病;何首乌能补肾填精益髓而有乌发之功。骨碎补能活血止血,治跌打闪挫。

还有一些中药是以形色气味而美其名。如人参、仙人掌,皆因外形酷似人形和手掌而得名;牛膝、鸡爪黄连,也是概括了其外形特征的命名;白芷、黄连、青蒿、紫草皆因其各自鲜艳的色彩而得名;木香、茴香、沉香、丁香,皆因其气味清香宜人而得名;此外还有鱼腥草的鱼腥之气和甘草的甘甜之味等,这些形、色、味等客观特征都可以从名字中直接了解到。中药命名的传说和来历,赋予了中药艺术美和科学美的特征,便于人们根据中药的特征去采集和鉴别使用。

(二) 中药炮制的科学美

中药在制剂及配制成药之前,大部分需要经过各种不同的方法加工处理。这种加工处理的过程,就叫作"炮制"。中药炮制能使中药的四气五味、升降沉浮及归经等特性得到平衡协调,更利于药材作用的充分发挥。同时,炮制过程的工艺严谨、用料考究,本身就蕴含着科学美和艺术美。

著名的定坤丹,处方中的熟地黄精选河南焦作的怀地黄道地药材,严格遵守九蒸九晒之法炮制,色泽油黑发亮,质地光滑细腻,具有很好的补血滋阴和填精益髓之功;生姜采用土炉闷烧法制成姜炭,酥松多孔,味厚质轻。川芎、五灵脂、香附等也采用不同于常规的炮制工艺进行制备。定坤丹的卓越疗效,与其制作过程中的科学配伍和精心炮制密不可分。

我国幅员辽阔,各地的气候和物产不一,因而形成了众多的中药炮制流派,如发源于江西省樟树市的樟帮,江西省南城县的建昌帮,四川省的川帮,北京的京帮等。京帮的炮制特点就是切制讲究、一法多制、擅用液体辅料和特色辅料,如甘草银花水制川乌,起到减毒增效的作用。同时切制方法考究,片型精美,炮制方法变化多样,如姜制法有煮制、炒制和腌制等。中药炮制不仅增强了药材作用,体现了科学美的原则,同时给人的感官以美的享受。饮片的形态美,主要取决于中药材的特征、炮制工艺和临床的使用要求。传统中药饮片的色、香、味、形,五彩缤纷、绚丽多姿、美不胜收,达到了"状如花瓣相侔,合成方剂起眼"的美的意境。如"白芍飞上天、木通不见边、陈皮一条线、黄柏骨牌片"等就展示了药工独特的工艺技能之美,也是对中药饮片别致的形式之美的真实写照。

(三)中药应用的和谐美

中药的应用是在中医理论指导下,根据因时因地因人的原则,利用大自然赋予药材的自然之性,通过合理的加工和配伍,应用于人体,纠正病理状态下的人体偏性,从而帮助人体恢复健康的过程,充分体现了人与自然的和谐之美。

在青蒿素的发现过程中,当青蒿提取物显示出对疟疾有作用时,这一结果却在随后的实验中不可再现,并且似乎与文献中记录的内容相矛盾。于是屠呦呦等科学家深度挖掘文献,注意到在东晋葛洪的《肘后备急方》中,有"青蒿一握,以水二升渍,绞取汁,尽服之"的截疟记载,于是联想到提取过程可能需要避免高温,由此改用低沸点溶剂的提取方法。在切换到低温程序后,终于获得了更好的化合物活性。在进一步的研究中发现,在艾蒿属中,只有青蒿种及其新鲜叶片含有丰富的青蒿素,而作为药品使用时,又以四川省的青蒿有效成分含量最高。道地药材和科学炮制,让中药最大限度地发挥了它的治疗效用。

二、方剂配伍中的审美

(一)方剂命名的艺术美

中药方剂的命名蕴含着丰富的中医文化和美学思想,有以方剂的组成来命名的,如独参汤、磁朱丸(磁石、朱砂)、二冬膏(天冬、麦冬)等,或以主要药物直接命名,如银翘散的主药就是金银花、连翘,六味地黄丸的主药是地黄等。有以方剂的功效来命名的,如清热泻肺火的泻白散和泻脾胃伏火的泻黄散,调理中焦脾胃的理中汤等,还有三才封髓丹中的"三才"指天、地、人,此处借指天冬、地黄、人参,"封髓"则表明了此方具有"固精髓"的作用,白虎汤的命名是借东青龙、北玄武、南朱雀、西白虎来表明白虎为西方金神,秋金得令,而炎暑自解,从而说明本方具有清气分热的功效。有以方药的性状来命名的,如金黄散、紫雪丹、碧玉散、桃花散等。

(二) 方剂配伍的结构美

中药方剂组成,在"七情合和"的原则指导下,具有严格的规范性,君臣佐使各司其职,共同发挥治疗作用,如《素问·至真要大论》曰"主病之谓君,佐君之谓臣,应臣之谓使""病有盛衰,治有缓急,方有大小""君一臣二,奇之制也;君二臣四,偶之制也""奇之不去则偶之,是谓重方"。在方剂的组合和应用中,贯穿了大与小、缓与急、奇与偶对称的美学思想,它深刻地揭示了中药组方的主从协调关系,药物之间既有分工,又有合作,相辅相成,相得益彰。

1. 方剂中的对称美　方剂配伍的对称性,首先,表现为同类相须,也就是两种功效类似的药物配合应用,可以增强原有药物的功效。如麻黄汤中的麻黄与桂枝配伍,能增强发汗解表、祛风散寒的作用;四逆汤中的附子与干姜配伍,能增强回阳救逆的功效。第二,表现为异类相使,就是以一种药物为主,另一种药物为辅,两药合用,可以增强疗效。如当归补血汤中的黄芪与当归,一补气,一补血,以补气为主,气为血帅,从而增强了补血的效果。黄芪配伍茯苓治疗脾虚水肿,黄芪为健脾益气、利尿消肿的主药,茯苓淡渗利湿,可增强利尿消肿的功效。第三,表现为相反相成,即两种药性相反、功效相异的药物组合,可以调其偏性,或者改变其本来的功能而获得另一种新的功用。如六味地黄丸中熟地黄配泽泻、山药配茯苓、山茱萸配丹皮的"三补三泻"经典对药;麻黄汤中的麻黄宣发,开肺气之闭郁,杏仁肃降,降上逆之肺气,二者相伍,一宣一降,以恢复肺的正常功能状态;刚柔相配的代表性组合是柴胡配芍药,成为四逆散、逍遥散、柴胡疏肝散等名方的主要组成部分,广泛用于肝胆病、胃肠病、月经病、乳腺病、神经精神类疾病等的治疗;寒热相配的半夏泻心汤,苦寒药黄连、黄芩配辛温药干姜、半夏,一寒一热,一开一泄,达到调理中焦气机的作用,可用于痞满、呕利、小结胸、奔豚、蛔厥等病症的治疗;再如交泰丸中的黄连配肉桂,上下交通,寒热并调,成为治疗心肾不交失眠的名方;近代名医施今墨治疗糖尿病,擅用熟地黄和苍术,两者一阴一阳、一静一动、一润一燥。现代名医门纯德用于外周神经系统病证的"芍药钩藤木耳汤",采用僵蚕与全蝎相配,一缓一急,一静一动,祛风邪、缓拘挛以发挥定痛的作用。方剂配伍中这样的例子不胜枚举,其中包含的阴阳、升降、收散、动静、补泻、润燥、刚柔等的有机组合把这种对称平衡的美感展现得栩栩如生,在临床使用疗效肯定的同时,也让人产生了赏心悦目的美感。

2. 方剂中的简洁美　方剂的简洁之美,一方面表现为药物组成的少而精,另一方面表现为适应证的简明扼要,特别是经方。如桂枝汤仅五味药,而就在这五味药中,桂枝辛温入卫,祛卫分邪气,白芍酸寒入营,敛阴和营,二者一辛一酸,一温一寒,一散一敛,一开一合,于解表中寓敛汗养阴之意,于和营中有调卫散邪之功,共同发挥调和营卫的功效。一方之中方随法出,法随证立,丝丝入扣,配伍精当,令人惊叹;《伤寒论》对其适应证的描述也极其简洁,只要是"发热,汗出,恶风,脉缓"的太阳中风证,无论见于外感、内伤还是杂病均可使用,临床适用病证达百余种,内、外、妇、儿、五官、皮肤各科无不涉及,故称之为《伤寒论》群方之首。

3. 方剂中的变化美　方剂配伍的一大特点,就是可以根据疾病的发展、变化和三因制宜而加减化裁。经典成方是静态的结构,经过适当的加减化裁,就给成方增加了灵动、活泼之气,使方剂更符合临床实际需要,同时产生了动静结合的美感。如《伤寒论》太阳病篇,仅对桂枝汤的加减就衍生出了桂枝加附子汤、桂枝加厚朴杏子汤、桂枝麻黄各半汤、桂枝二麻黄一汤、桂枝二越婢一汤、桂枝人参汤等多个方剂。这些切合病机的加减,在对病证合理分类的基础上,突出临证表现的个性特征,大大提高了临床疗效。方剂的变化,是简洁性与复杂性的统一,是中医临证新奇美的基础。

(三)方剂应用的科学美

1. 剂型　中药方剂的制剂形式多种多样。早在《黄帝内经》13方中,就有汤、丸、散、酒、膏等剂型。后世医家又创造了饮、露、锭、饼、条、线、针剂、片剂、冲剂、糖浆、浸膏等。无论是传统剂型,还是现代剂型,都在充分发挥临床疗效的基础上,朝着精巧、高效、特效、速效等形式美与内容美的统一方向发展。制剂的形式首先必须服务于临床需要,《备急千金要方》记载:药有宜丸者,宜散者,宜汤者,宜酒渍者,宜膏煎者,亦有一物兼宜者,亦有不入汤酒者,并随药性,不得违之。如新病、急性病,宜用汤剂、针剂、散剂等,因其起效较快,"汤者荡也";旧病、慢性病,宜用丸剂、膏剂、片剂等,因其起效较慢,"丸者缓也"。因此,适当的剂型不仅是药物特性本身的需求,也是中药方剂发挥作用的重要一环。

2. 煎服法　中药的煎服法是关系药性和药效的重要方面,同样一张药方,因为药物的煎法、服法不同,治疗的适应证和效果就不一样,即使辨证准确、用药得当,如果煎、服方法不当,也不可能发挥应有的疗效。徐灵胎的《医学源流论》记载:"煎药之法,最宜深究,药之效与不效,全在乎此。"中药煎煮的器皿、煎药用水、火候、煎药时间、先煎、后下、包煎、烊化等不同的煎药步骤和方法,都要根据药物特性和病证需求合理应用。服药时间和服药方法也直接影响临床疗效,因此在服用中药时,要充分考虑到患者病情、药物特性和胃肠耐受情况,选择不同的服药时间,如安神药宜睡前半小时到一小时服药,急性病则不拘时间和频率服药。一般汤剂宜温服,以降低对胃肠的刺激,但临床用药时,可根据病情需要灵活应用。如桂枝汤证是外感表虚证,药汁宜"适寒温"而服,一方面不使寒冷伤胃,另一方面可借药汁之温助药发汗解表。若第一次服药后,汗出病愈,就不需再服了。若第一次服药后,未见汗出,则需继续服药。若病仍不解,则要缩短服药间隔,每两小时服药一次,如果病情较重,就要昼夜服药。可见,在中药的煎服法中既蕴含着严谨的科学美,又体现着灵活的新奇美。

徐大椿医案中就记载了一个准确把握病机、灵活运用煎服法而使病人痊愈的故事。一位八旬老人素有痰喘病,因劳累而诱发,连续七日只能伏在案上,不能平卧,全家都惊慌失措。徐大椿看后,说这是上实下虚之证,用清肺消痰饮,送下一钱人参小块,二剂后就痊愈了。一年多以后患者旧病复发,自行用前方,加人参煎入,结果喘逆更严重了。再请徐大椿医治,仍用人参块服用,二剂后又痊愈了。后解释道,下虚固然应当补,但痰火在上,补必使邪气更盛,只有用人参块,在人参性还未发,而清肺之药已得力时,人参经过腹中,发挥作用,病自痊愈。

3. 药后护理　患者服用中药后还应配合适当的饮食禁忌、起居调节和护理措施等,以防"劳复""食复"等现象的出现,这也是方剂应用的必要环节。如寒性疾病忌食生冷,热性疾病忌食辛辣油腻,水肿病少食盐,消渴病忌食糖等。桂枝汤在服药后很短的时间内就要喝热稀粥,"服已须臾,啜热稀粥一升余,以助药力",且喝粥的量要稍大于药量,以助药力,因桂枝汤发汗力弱。并且加盖衣被,目的在于协助出汗,增强疗效,且可避免复感风邪,但出汗的程度"以遍身微似有汗"为度,不能令其汗出"如水流离",过汗则伤阴损阳,变证丛生。

中药方剂应用的整个过程,都是在"治病必求于本"的原则指导下,根据机体状态、病因病机和药物特性来科学组方,合理用药,从而恢复机体的和谐统一状态。无处不体现着中医药的自然之美、科学之美和新奇之美。

（武峻艳）

第四节　针灸治疗中的审美

美学的美并不局限于一般意义上那种使人赏心悦目的外在形象,而是具有深刻的内涵。美是主观愿望与客观实践相互统一的产物,是现实对实践的肯定,它所带来的精神世界的满足和愉悦就是美感。对于疾病,医生与病人的愿望是祛除之以恢复健康。经过医疗实践,实现了愿望,病愈的现实肯定了人的实践,这个结果就符合科学美的规律,人们就会从中获取美感。针灸学就是一种医疗手段,又包含着丰富的辨证论治理论和扎实的基础知识,是一门独具特色的专门学科。针灸之美是一种民族之美、崇高之美,深深扎根于中华大地五千年文明,从经络学说、腧穴理论、针灸技术到针灸治疗,从哲学思想到理论知识到治疗效果,无不流露出祖国悠久历史的灿烂文明,使我们产生着由衷的自豪感、文化自信感、成就感、骄傲感和神圣感以及世界性的中医热、针灸热。这就是为什么我们在针灸这一世界非物质文化遗产面前,赞叹它的治疗效果,对它流连忘返、孜孜以求的魅力所在。

针灸学是中医学的一个重要组成部分,在中医基础理论指导下,以中医经络学说整体恒动观为代表的,以中医辨证论治为基本特色,运用针或灸的手段调整脏腑经络气血的功能,达到防治疾病目的的一门独立的临床学科。针灸学理论无处不体现了中医的美,形成了一种独特的中医学美学内容。针灸学美学思想主要体现在经络学说的整体恒动美,腧穴理论的点面结合美,针刺技术细微而豁达的美,针灸组方主次分明、协调兼顾的美,针灸治疗优势技术的作用疗效美。

一、针灸治疗作用中的审美

(一)疏通经络之美

1. **整体美**　疏通经络是指通过手法和腧穴的作用,使瘀阻的经络通畅、气血流畅,达到治病的目的,是针灸最基本和最直接的治疗作用。经络"内属于腑脏,外络于肢节",运行气血是其主要生理功能之一,体现了经络学说的整体美。经络功能正常时,气血运行通畅,脏腑器官、体表肌肤及四肢百骸得以濡养,发挥其正常的生理功能。若经络功能失常,气血运行失常则会影响人体正常的生理功能,出现病理改变,从而引发疾病。人体的经络不通,气血运行受阻,其临床常常表现为疼痛、麻木、肿胀、瘀斑等症状。采用针灸干预,以疏通经络,调节气血,减轻症状,治疗疾病。针灸疗法可根据经络的循行,选择相应的腧穴和针刺手法,采用三棱针点刺、梅花针叩刺、拔罐等方法,疏通经脉,调节气血治疗疾病。

2. 时空秩序美　经络学说是针灸学的理论核心,脏腑经络的协调作用使人体自身更加完美。经脉流注的时空秩序美:十二经脉的气血流注从肺经开始逐经相传,至肝经,再由肝经复传于肺经,循环往复,流注不已,从而构成了周而复始、如环无端的循环传注系统。十二经脉将气血周流全身,使人体各个脏腑组织器官能够得到精微物质而维持人体正常的功能活动。

（二）调和阴阳之美

阴阳和合,以平为期,和是中医学健美和审美的基本特征。中医学调和气血、阴阳,使阴阳保持统一美、对称美。

1. 对称美　调和阴阳是指通过经络、腧穴和针灸手法的作用,使机体阴阳的失衡状态向平衡状态转化,是针灸治疗最终要达到的根本目的。阴阳学说是中医基础理论的重要内容,对认识疾病、辨证论治等均具有重要的指导意义。疾病的发生机理是极其复杂的,但从总体上可归纳为阴阳失调。若因六淫、七情等因素导致人体阴阳的偏盛偏衰,失去相对平衡,就会使脏腑经络功能活动失常,从而引起疾病的发生。"阴胜则阳病,阳胜则阴病。"针对人体疾病的这一主要病理变化,运用针灸方法调节阴阳的偏盛偏衰,可以使机体恢复"阴平阳秘"的状态,从而达到治愈疾病的目的。

针灸调和阴阳的作用,主要是通过经络阴阳属性、阴阳经穴配伍和针刺补泻手法完成的。如足内翻由于内侧面痉挛、拘急,外侧面迟缓,即所谓阳缓阴急,治疗时采用补阳经而泻阴经的针刺方法,平衡阴阳;又如阳气盛则失眠,阴气盛则多寐,由于阳跷、阴跷主眼睑开合的生理功能,取八脉交会穴中与阴跷脉相通的照海和与阳跷脉相通的申脉进行治疗,失眠应补照海泻申脉,多寐则应补申脉泻照海,调节阴阳平衡;胃火牙痛,属阳热偏盛,当清泻胃火,取胃经荥穴内庭,针用泻法;胃寒疼痛,属阴邪偏盛,当温阳散寒,取胃之募穴中脘和下合穴足三里,针用泻法,并灸;又如眩晕由于阴虚阳亢所致,治宜滋阴以潜阳,取肾经原穴太溪,针用补法,肝经原穴太冲,针用泻法。由于阴阳的互根性,在治疗时,当考虑到治阴要兼顾阳、治阳要兼顾阴,"从阴引阳,从阳引阴"的实质就是调和阴阳。

2. 恒动美　调整机体功能、维护机体平和美。针灸对机体有良性调节作用,如脏腑功能失调用针灸疗法可使脏腑功能得到调整,逐渐恢复正常生理功能;如当机体处于虚脱状态时,针灸疗法可以起到回阳固脱的作用;当机体处于实、热、闭证的状态下,针灸疗法又可起到泻热启闭的作用。如胃痉挛时,针刺中脘、梁门、梁丘、胃俞、足三里等穴,可使处于痉挛状态的胃弛缓,达到解痉止痛的作用;反之,如胃蠕动缓慢,针刺以上腧穴可使弛缓状态的胃收缩,使蠕动增强。又如针刺内关穴可使心率过快者减慢,过慢者加快,使其恢复到正常水平。针刺心俞、厥阴俞、内关、足三里等穴,可缓解心绞痛的发作,改善心脏的供血功能。中医诊治疾病,意在修复人体自然美。可见,针灸在医学审美中的作用,首先是恢复人的平和状态,以平为期,以和为贵。针灸治疗中"上病下取,右病左取""治风先治血,血行风自灭"等都体现了整体的和谐统一。这种美学思想也是中医学理论的具体体现,在指导实践中起到了极其重要的作用。经络理论的整体美,包含了脏象表里的和谐美,即以五脏为中心,通过经络的络属,气血精神的活动,把内在的脏腑通过经络与四肢百骸相联系起来,体现了人体脏腑功能内环境以及人与自然内、外环境统一的表里相合和谐美等多样性统一的美学特征。

(三) 扶正祛邪之美

扶正,就是扶助正气,提高机体抗病能力;祛邪,就是祛除病邪,消除致病因素的影响。疾病的发生、发展及其转归的过程,实质上是正邪相争的过程。正胜邪退则病情向痊愈转归,正不胜邪则病情加重。因此,扶正祛邪即是疾病向良性方向转归的基本保证。

针灸治病就在于能够发挥其扶正祛邪的作用。临床上可运用针刺手法中的补法,并选配一定的腧穴,起到扶正的作用;也可运用针刺手法中的泻法,选配一定的腧穴,达到祛邪的作用。具体应用时,还当根据阴阳消长、转化情况,区别标本缓急而选穴施针。补虚泻实是扶正祛邪的具体应用,而针灸的补虚泻实是通过针刺手法和腧穴的配伍两方面实现的。针刺中的补法和艾灸有扶正的作用,如虚脱证,症见面色苍白,大汗淋漓,四肢厥冷,脉微,治宜回阳固脱,立即选取关元、神阙,大艾炷灸之。再如外感湿热邪气,高热神昏,烦躁口渴,脉洪大而数,治宜泻热开窍,取十二井穴用三棱针点刺出血,再取大椎、曲池针刺,采用泻法,二者相配可泻热、启闭、开窍。在腧穴配伍方面,膏肓俞、气海、关元、命门等穴作用偏补,多用于扶正;十宣、中极、水沟等穴作用偏泻,多用于祛邪。

(四) 治疗原则之美

针灸治疗原则就是运用针灸治疗疾病遵循的基本法则,是确立治疗方法的基础。在应用针灸治疗疾病时,具体的治疗方法多种多样,但从总体上把握针灸的治疗原则具有化繁就简的重要意义。针灸的治疗原则可概括为补虚泻实、清热温寒、治病求本和三因制宜。

1. 补虚泻实 补虚泻实就是扶助正气,祛除邪气。《灵枢·经脉》曰:"盛则泻之,虚则补之……陷下则灸之,不盛不虚,以经取之。"在针灸临床上补虚泻实原则有其特殊的含义。

(1)虚则补之,陷下则灸之:"虚则补之"就是虚证采用补法治疗。针刺治疗虚证用补法主要是通过针刺手法中的补法和穴位的选择、配伍实现的。如在有关脏腑经脉的背俞穴、原穴施行补法,可改善脏腑功能,补益阴阳、气血等的不足;另外,应用偏补性能的腧穴如关元、气海、命门、肾俞等穴,也起到补益正气的作用。

"陷下则灸之",属于虚则补之的范畴,也就是说气虚下陷的治疗原则是以灸治为主。当气虚出现陷下证候时,应用温灸方法可较好地起到温补阳气、升提举陷的目的。如子宫脱垂灸百会、气海、关元等。

(2)实则泻之,宛陈则除之:"实则泻之"就是实证采用泻法治疗。针刺治疗实证用泻法主要是通过针刺手法中的泻法和穴位的选择、配伍等而实现的。如在穴位上施行捻转、提插、开阖等泻法,可以起到祛除人体病邪的作用;应用偏泻性能的腧穴如十宣穴、水沟、丰隆等,也可达到祛邪的目的。

"宛陈则除之","宛"同"瘀",有瘀结、瘀滞之义。"陈"即"陈旧",引申为时间长久。"宛陈"泛指络脉瘀阻之类的病证;"除"即"清除",指清除瘀血的刺血疗法等。就是对络脉瘀阻不通引起的病证,宜采用三棱针点刺出血,达到活血化瘀的目的。如由于闪挫伤、丹毒等引起的肌肤红肿热痛、青紫肿胀,即可在局部络脉或瘀血部位施行三棱针点刺出血法,以活血化瘀、消肿止痛。如病情较重者,可点刺出血后加拔火罐,这样可以排出更多的恶血,促进病愈;又如腱鞘囊肿、小儿疳证的点刺放液治疗也属此类。

(3)不盛不虚,以经取之:"不盛不虚",并非病证本身无虚实可言,而是脏腑、经络的虚实表现不明显。主要是由于脏腑、经脉本身的病变,而不涉及其他脏腑、经脉,属本经自病,治疗应按本经循经取穴。在针刺时,多采用平补平泻的针刺手法。

2. 清热温寒 "清热"就是热性病证治疗用"清"法;"温寒"就是寒性病证治疗用"温"法。《灵枢·经脉》曰:"热则疾之,寒则留之。"这是针对热性病证和寒性病证制定的清热、温寒的治疗原则。

（1）热则疾之："热则疾之"，即热性病证的治疗原则是浅刺疾出或点刺出血，手法宜轻而快，可以不留针或针用泻法，以清泻热毒。例如，风热感冒者，当取大椎、曲池、合谷、外关等穴浅刺疾出，即可达到清热解表的目的。若伴有咽喉肿痛者，可用三棱针在少商穴点刺出血，以加强泻热、消肿、止痛的作用。

（2）寒则留之："寒则留之"，即寒性病证的治疗原则是深刺而久留针，以达温经散寒的目的。因寒性凝滞而主收引，针刺时不易得气，故应留针候气；加艾灸更能助阳散寒，使阳气得复，寒邪乃散。如寒邪在表，留于经络者，艾灸法较为相宜；若寒邪在里，凝滞脏腑，则针刺应深而久留，或配合"烧山火"针刺手法，或加用艾灸，以温针法最为适宜。

（五）针灸治疗中体现的真、善、美

真是中医审美的对象性意识，它寻求病患之实。针灸在临床上立竿见影的疗效，可靠性本身就说明了它所具有的潜在与现实价值。

善是中医审美的前提，以善为美是中国古典美学的特质。针灸之美也是以善为前提。针灸所追求的美，对人类生命安全，疾病消除，健康的保持，必须是有用、有利、有益的，即善的。善是美的前提，不善则不美。善中蕴含着医疗环境美，如针灸治疗前体位的选择，让患者用舒适的体位接受针灸治疗。善中蕴含着医疗条件美，善体现在临证时的胆大心细，对患者病情收集准确、施行针灸治疗时针下的感觉，将冰冷的毫针赋予灵魂。善中蕴含着医疗效果美，针灸能疏通经脉、祛除病邪、增进健康。善中还蕴含着医者品德美。善是构成中医医学美的一个重要因素。

二、针灸处方中的审美

针灸处方就是在中医理论尤其是经络学说等指导下，依据选穴原则和配穴方法，选取腧穴并进行配伍，确立刺灸法而形成的治疗方案。

（一）选穴中的审美

1. **整体美**　穴位的选择应该遵循基本的选穴原则和配穴方法。选穴原则：就是临证选取穴位应该遵循的基本法则，包括近部选穴、远部选穴和辨证对症选穴。近部选穴和远部选穴是主要针对病变部位而确定腧穴的选穴原则。辨证、对症选穴是针对疾病表现出的证候或症状而选取穴位的原则。

（1）近部选穴：就是在病变局部或距离比较接近的范围选取穴位的方法，是腧穴局部治疗作用的体现。如偏头痛取率谷，胃痛选中脘，口角㖞斜选颊车、地仓,腰痛取肾俞、腰阳关。

（2）远部选穴:就是在病变部位所属和相关的经络上,距病位较远的部位选取穴位的方法,是"经络所过,主治所及"治疗规律的具体体现。如胃痛选足阳明胃经的足三里,下牙痛选手阳明大肠经的合谷,后头痛选足太阳膀胱经的昆仑穴等。

（3）辨证选穴:辨证选穴就是根据疾病的证候特点,分析病因病机而辨证选取穴位的方法。如肾阴不足导致的虚热选肾俞、太溪;肝阳化风导致的抽搐选太冲、行间等;风火牙痛者选风池、外关,胃火牙痛者选内庭、二间。

（4）对症选穴:对症选穴是根据疾病的特殊症状而选取穴位的方法,是腧穴特殊治疗作用及临床经验在针灸处方中的具体运用,如哮喘选定喘穴,瘙痒症选血海,目赤肿痛选耳尖,腰痛选腰痛点,落枕选外劳宫等。

2. **秩序美**　《周易·系辞上》云:"天尊地卑,乾坤定矣。卑高以陈,贵贱位矣。动静有常,刚柔断矣。方以类聚,物以群分,吉凶生矣。"世界万物包括宇宙在内的发展大多从无序到有序、从无组织到有组织的进化,人类社会亦是如此。只有在秩序之中,才能产生如阴阳、刚柔、动静的相互关系。因此,秩序成为主要的审美观念。腧穴的合理配伍,通过经脉的气血转输,使得组方选穴作用于有机的整体,腧穴之间才会产生动静、刚柔相互作用。选穴处方的近部选穴、远端选穴、对症取穴、辨证取穴、特效腧穴配伍的结构感、层次感以及组合、穴对的使用等,均呈现出一种秩序的和谐之美。

3. **层次美**　层次之美,指针对疾病所采用的治法、用穴的层次方面,不同层次的协同用穴,呈现而出的层次感。临床病症的邻近取穴、远端取穴、辨证取穴的层次取穴。

4. **简约美**　腧穴的特异性体现了简约美。许多腧穴只单穴应用便能收到立竿见影的奇效,体现单穴愈沉疴的风采。如:四缝点刺出血治疗小儿疳积,又如耳尖点刺放血治疗目赤肿痛。

5. **物象寓意美**　腧穴命名的物象寓意美。天文时令,地理气象,这些人们在日常生活中早已司空见惯的自然现象,似涓涓细流,深深地渗透在源远流长的针灸发展长河中,赋予腧穴以灵动的生命活力。以腧穴的作用来直接命名固然有直观明了之长处,但古代医家用自然界中的万千物象来命名腧穴,如伏兔、上星、紫宫、曲垣等似乎更可得形象生动之妙趣,使人顿生"天人合一"的遥想。

6. **节奏美**　根据疾病的缓急,调整针灸选穴处方的韵律与节奏,急则治其标,缓则治其本,治病求本。

治病求本就是在治疗疾病时要抓住疾病的根本原因,采取针对性的治疗方法。疾病在发生发展的过程中常常有许多临床表现,甚至出现假象,需要运用中医理论和诊断方法,认真地分析其发病的本质,去伪存真,坚持整体观念和辨证论治,这样才能避免犯"头痛医头、脚痛医脚"的错误,只有抓住了疾病的本质,才能达到治愈疾病的目的。

"标""本"是一个相对的概念,在中医学中具有丰富的内涵,可用以说明病变过程中各种矛盾的主次关系。如从正邪双方而言,正气为本,邪气为标;从病因与症状而论,病因为本,症状为标;从疾病的先后来看,旧病、原发病为本,新病、继发病为标等。治病求本是一个基本的法则,但是,在临床上常常也会遇到疾病的标本缓急等特殊情况,需灵活掌握,处理好治标与治本的关系。

急则治标就是当标病处于紧急的情况下,首先要治疗标病,这是在紧急情况下采取的一种治疗方法,目的在于抢救生命或缓解病人的急迫症状,为治疗本病创造有利的条件。例如,高热抽搐,应当首先针刺大椎、水沟、合谷、太冲等穴,以泻热、开窍、息风止痉;又如昏迷,应先针刺水沟,醒脑开窍;当中风患者出现小便潴留时,应首先针刺中极、水道、秩边,急利小便,然后再根据疾病的发生原因从本论治。

缓则治本,在大多数情况下,治疗疾病都要坚持"治病求本"的原则,尤其对于慢性病和恢复期有重要的指导意义,正如《素问·阴阳应象大论》所说"治病必求于本"。正虚者固其本,邪盛者祛其邪;治其病因,症状可除;治其先病,后病可解。如肾阳虚引起的五更泄,泄泻是其症状为标,肾阳不足为本,治宜灸气海、关元、命门、肾俞以温补肾阳。

标本同治,在临床上也可见到标病和本病并重的情况,这时当采取标本同治的方法。如体虚感冒,如果一味解表可使机体正气更虚,而单纯扶正则可能留邪。因此,应当益气解表,益气为治本,解表为治标,宜补足三里、关元以治其虚,泻合谷、风池、列缺以祛其邪。

(二) 配穴方法中的审美

针灸配穴方法就是在选穴原则的指导下,针对疾病的病位、病因病机等,选取主治作用相同或相近,或对于治疗疾病具有协同作用的腧穴进行配伍应用的方法。临床上穴位配伍的方法多种多样,但总体可归纳为两大类,即按经脉配穴法、按部位配穴法。

1. 协调美

(1) 按经脉配穴法:是以经脉或经脉相互联系为基础而进行穴位配伍的

方法,主要包括本经配穴法、表里经配穴法、同名经配穴法。

本经配穴法:当某一脏腑、经脉发生病变时,即选该脏腑、经脉的腧穴配成处方。如胆经郁热导致的少阳头痛,可近取胆经的率谷、风池,远取本经的荥穴侠溪;胃火循经上扰导致的牙痛,可在足阳明胃经上近取颊车,远取该经的荥穴内庭。

表里经配穴法:本法是以脏腑、经脉的阴阳表里配合关系为依据的配穴方法。当某一脏腑经脉发生疾病时,取该经和其相表里的经脉腧穴配合成方。如风热袭肺导致的感冒咳嗽,可选肺经的尺泽和大肠经的曲池、合谷;肝郁气滞的胁痛可取肝经的期门配合胆经的阳陵泉、丘墟等。特定穴中原络配穴法是表里经配穴法中的特例。

同名经配穴法:是基于同名经"同气相通"的理论,将手足同名经的腧穴相互配合的方法。如阳明头痛取手阳明经的合谷配足阳明经的内庭,落枕取手太阳经的后溪配足太阳经的昆仑。

(2)按部位配穴法:是结合身体上腧穴分布的部位进行穴位配伍的方法,主要包括上下配穴法、前后配穴法、左右配穴法。

上下配穴法:是指将腰部以上(包括上肢腧穴)和腰部以下(包括下肢腧穴)配合应用的方法,在临床上应用较为广泛。如胃脘痛可上取内关,下取足三里;阴挺(子宫脱垂)可上取百会,下取三阴交;肾阴不足导致的咽喉肿痛,可上取列缺、鱼际,下取太溪、照海。特定穴中,八脉交会穴的上下配对应用也属上下配穴法。

前后配穴法:是指将人体前部和后部的腧穴配合应用的方法,主要指将胸腹部和背腰部的腧穴配合应用,在《黄帝内经》中称"偶刺"。本配穴方法常用于治疗脏腑疾患,如膀胱疾患,前取水道、中极,后取膀胱俞、秩边;肺病可前取华盖、中府,后取肺俞。特定穴中的俞募穴配穴法就属于前后配穴法。

左右配穴法:是指将人体左侧和右侧的腧穴配合应用的方法。本方法是基于人体十二经脉左右对称分布和部分经脉左右交叉的特点总结而成的。在临床上常选择左右同一腧穴配合运用,是为了加强腧穴的协同作用,如胃痛可选双侧足三里、梁丘等;也可根据经脉循行左右配穴,如左侧面瘫可选同侧的太阳、颊车、地仓和对侧的合谷等。

以上几种配穴方法,在临床应用时要灵活掌握,如左侧偏头痛,选同侧的太阳、头维和对侧的外关、足临泣,既包含了左右配穴法,又包含了上下配穴法。因此,选穴原则和配穴方法从理论上提供了针灸处方选穴的基本思路。

2. 变化美　针灸医师做到"师其法而不泥其方",因时、因地、因人"三因制宜",即根据患者所处的季节(包括时辰)、地理环境和个人的具体情况,而制订适宜的治疗方法,以应万变之病情。

因时制宜:应用针灸治疗疾病时,考虑患者所处的季节和时辰有一定意义,因为四时气候的变化对人体的生理功能和病理变化有一定的影响。如春夏之季,阳气升发,人体气血趋向体表,病邪伤人多在浅表,秋冬之季,人体气血潜藏于内,病邪伤人多在深部,故治疗上春夏宜浅刺,秋冬宜深刺;一日之中,也有昼夜晨昏之别,古代医家根据人体气血流注盛衰与一日不同时辰的相应变化规律,创立了子午流注针法等都是针灸因时制宜的例子。另外,因时制宜还包括针对某些疾病的发作或加重规律而选择有效的治疗时机。如精神疾患多在春季发作,故应在春季之前进行治疗;乳腺增生症患者常在经前乳房胀痛较重,治疗也应在经前 1 周开始。

因地制宜:由于地理环境、气候条件,人体的生理功能、病理特点也有所区别,治疗应有差异。如在寒冷的地区,治疗多用温灸,而且应用壮数较多;在温热地区,应用灸法较少。正如《素问·异法方宜论》指出:"北方者……其地高陵居,风寒冰冽,其民乐野处而乳食,脏寒生满病,其治宜灸焫……南方者……其地下,水土弱,雾露之所聚也,其民嗜酸而食胕,故其民皆致理而赤色,其病挛痹,其治宜微针。"

因人制宜:就是根据患者的性别、年龄、体质等的不同特点而制订适宜的治疗方法。由于男女在生理上有不同的特点,如妇人以血为用,在治疗妇人病时要多考虑调理冲脉(血海)、任脉等。年龄不同,针刺方法也有差别。《灵枢·逆顺肥瘦》说:"年质壮大,血气充盈,肤革坚固,因加以邪,刺此者,深而留之……婴儿者,其肉脆血少气弱,刺此者,以毫针,浅刺而疾发针,日再可也。"患者个体差异更是决定针灸治疗方法的重要因素,如体质虚弱、皮肤薄嫩、对针刺较敏感者,针刺手法宜轻;体质强壮、皮肤粗厚、针感较迟钝者,针刺手法可重些。

随着"生物-心理-社会"现代医学模式的发展,人们对健康的关注已由单纯的疾病愈合上升为身心的健康及在此基础上的不断提升和美化,最大限度地修复和调摄患者的阴阳失衡,祛除致病因素,维护与恢复机体身心健康,达到形体和心理"形神俱佳"的健美和谐状态。而人类对美的追求与实现离不开针灸这一自然的绿色疗法对人类所做的贡献。

(刘芳芳)

 参 考 文 献

［1］贺惠娟.中医色诊中的美学意义［J］.全科护理,2014,1(30):2802-2803.

［2］李灿东,甘慧娟,鲁玉辉,等.基于证素辨证原理的健康状态辨识研究［J］.中华中医药杂志,2011,26(4):754-757.

［3］李灿东,杨朝阳,廖凌虹,等.微观参数的中医辨证意义［J］.中华中医药杂志,2011,26(12):2916-2920.

［4］仝小林,刘文科.《金匮要略》临床诊疗思维探析［J］.上海中医药杂志,2012,46(4):7-9.

［5］仝小林.论辨症、辨病、审因与辨证论治在临床中的应用［J］.中医杂志,2013,54(2):93-94.

［6］王传池,胡镜清,江丽杰,等.中医学与现代医学整体论的差别［J］.中医杂志,2017,58(5):361-365.

［7］王慧如,王维广,刘哲,等.中医诊断学辨证体系中脏腑辨证变迁的思考［J］.中医杂志,2017,58(24):2071-2075.

［8］梁华龙.中医辨证学［M］.北京:人民军医出版社,2009:126.

［9］逄锦聚,陶得麟.马克思主义基本原理概论［M］.北京:高等教育出版社,2010:54-56.

［10］林培政,谷晓红.温病学［M］.北京:中国中医药出版社,2012:23.

［11］张晓敏.《黄帝内经》五味偏嗜内伤五脏的病机理论研究［D］.长春:长春中医药大学,2017.

［12］李永亮,唐振宇,曹云.《黄帝内经》养生方法探讨［J］.广西中医药大学学报,2017,20(1):53-55.

［13］张平.中医"和法"的概念与范畴研究［D］.北京:中国中医科学院,2012.

［14］陈荣华,赵永耀,易其余.中医美学［M］.北京:中国中医药出版社,1991.

［15］郭蕾,李强,都广礼.论方剂的对称性［J］.中医杂志,2016,57(14):1177-1180.

［16］刘娅.方剂学的中医美学研究［J］.中国中医基础医学杂志,2010,16(10):935-936.

［17］潘晓丽.桂枝汤煎服法对临床的启示［J］.光明中医,2009,24(5):955-956.

［18］史欣德."为医之道,尽善尽美"——读《中医美学》［J］.医学与哲学,1990,4(4):52.

［19］赵吉平,李瑛.针灸学［M］.北京:人民卫生出版社,2016:229-238.

［20］敖丽英.关于传统医学中的美学探讨［J］.中国中医基础医学杂志,2009,15(10):792-793.

第五章　中医美学的修养与实施

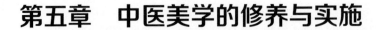

第一节　形与神俱之人体美

　　中医形与神的关系主要是指人的形体与精神之间的关系。古代哲学的形神观经历了从形神分离的二元论到"形具而神生"的一元论发展过程,强调"形神一体""形神兼备"。这一观点在建筑、绘画、雕塑、书法等领域有广泛的应用。如在人物画中追求既能表现人物形象的逼真,更要突出人物的精神气质,令人物栩栩如生,产生"传神"的效果,也就是在画面中再现人物的神采。书法艺术讲究的"气""韵""神",也以神采为先,如南齐书家王僧虔在《笔意赞》中所说:"书之妙道,神采为上,形质次之,兼之者方可绍于古人。"《黄帝内经》从医学的角度具体论述了"形神合一"的观点,如《素问·灵兰秘典论》曰:"形与神俱,而尽终其天年,度百岁乃去。"《灵枢·邪客》曰:"心伤则神去,神去则死矣。"认为形神合一是生命存在的基本保证。中医的形神观贯穿在对身心的养生保健、对人体的知常达变、对疾病的诊断治疗等各个方面。在对人体美的认识和美的保持上,也充分体现了"形与神俱"的判断标准和治疗准绳。

一、《黄帝内经》中的形神观

　　《黄帝内经》中的形神是相互依存、相互制约的统一整体,在正常的生命活动中,它们辩证地紧密联系。形是神的藏舍之处,神是形的生命体现,五脏因藏精舍神,而称为"五神脏",如"心藏神""肺藏魄""肝藏魂""脾藏意""肾藏志"。五神的变化是五脏功能状态的反应,因而五脏的病变可引起精神活动的异常,精神活动的异常也可导致五脏的病变,如"怒伤肝""喜伤心""思伤脾""忧伤肺""恐伤肾"。只有形神相安才能保持健康,尽其天年。

(一)形为神之质

　　人只有具备了形体才能产生精神,精神活动不能脱离形体结构而独立存在,精神活动必然依附于形体器官,《灵枢·经脉》曰:"人始生,先成精,精成而脑髓生。"《灵枢·本神》曰:"生之来谓之精,两精相搏谓之神。"来自父母的先天之精是产生神的物质基础,后天水谷之精和气血津液的滋润濡养是精神旺盛的重要保证,所以《素问·八正神明论》云:"血气者,人之神,不可不谨养。"生理上形体是精神的物质基础,病理上若形体衰败,神失于充养和依附,就会导致神气衰败。如《灵枢·营卫生会》指出年轻人因为血气旺盛且身体强健,营卫之气运行通畅,所以白天精神饱满,夜间睡眠良好;老年人因为血气不足且身体衰弱,营气衰少而卫气内伐,所以白天精神不足,夜间睡眠不好,说明形体健康是精神饱满的物质基础。形是神的内在基础,神是形的外在表现。

（二）神为形之用

神的盛衰强弱主宰着形体的生死存亡,如《灵枢·天年》云:"失神者死,得神者生。"《内经》十分强调神对形的主宰作用,认为神虽由形所化,但反过来又作用于形。人既生活在自然界和社会之中,就必然会受到外界环境的影响,而如何使人与自然、社会相适应,则有赖于神的调节。如《素问·上古天真论》提出了外避虚邪、内养神气的养生纲领,强调"恬惔虚无"和"志闲少欲"等精神内守的方法才是保持形体健康的基础。若神受损伤,则机体调节功能失常,形体会发生相应的病理变化。

（三）治宜形神共养

《素问·四气调神大论》提出了顺应四时变化而调节饮食起居、调养精神来达到预防保健的目的。在诊断疾病时要重视辨别形和神的状态,两者不可偏废。如《素问·疏五过论》就提到了需要全面了解病人的生活状况,既要体察形体的变化,又要详细询问其情志苦乐。治疗上或通过调神以治形,或通过调形以治神,总以形神共养为治。

二、《黄帝内经》中的人体美

《黄帝内经》从形态美和容貌美两方面对有关人体的审美观进行了阐述。如以阴阳五行学说为依据将人分为"阴阳二十五人";按人体阴阳盛衰分为"阴阳五态人";依形态特征分为肥人、壮人、瘦人、常人、壮士等。按照五官在头面上的比例和面色差异,探讨了人的容貌之美,并有最早测量头、胸、腰三围的记载。其内容是中医美学、中医美容学的理论基础。

人体美的状态取决于气血的盛衰程度,如《灵枢·阴阳二十五人》中认为,足阳明经血气盛的话,则胡须又美又长;血少气多,则胡须短;气少血多,则胡须少;血气皆少,则没有胡须。足太阳经血气盛的话,则眉毛漂亮,眉有毫毛;血多气少,则眉毛不美,面部少纹理;血少气多,则面部多肉;血气和,则面色必美。身形五官的状态是脏腑气血功能的外在表现,因而可以通过"望、闻、问、切"等诊断方法"以表知里"地判断人体的内在功能,特别是望诊,"望而知之谓之神",而望诊中最重要的就是"望神"。这正是中医的形神观在人体美学中的具体应用。

如望面色时,可根据面部与脏腑的对应关系,额心、鼻脾、左颊肝、右颊肺、颐肾等分部观察,不仅望"色",更要望"泽",五脏病色者,不仅五色有偏,而且必因病变影响胃气之冲和,不能使色泽明润含蓄,如《素问·五脏生成篇》所描述的"青如翠羽者生,赤如鸡冠者生,黄如蟹腹者生,白如豕膏者生,黑如乌羽者生,此五色之见生也",反而彰然凸显于皮肤之上,则通过望面色就能推断脏腑的功能状态。而统观诸色,则"不论何色,均要有神气",如果没有神气,则预后不良。除了望面色,望人的形神动态也是望诊的重要部分。有神气的面容、形体、动态,才是美的人体。因为人的神气表现在形体上,就是通过神色、行动所呈现出来的生命状态。

三、形神一体的中医美容

中医美容有着悠久的历史,在马王堆汉墓出土的我国现存最早的医书《五十二病方》中,就已经有了灭瘢除疣等美容方法的记载。我国现存最早的中药学专著《神农本草经》,详细记载了具有美容功效的数十味中药,如兰草、白芷、柏实、旋覆花等。《内经》不仅从生理上论述了人体毛发、胡须、颜面、五官、皮肤以及形体与内在的脏腑经络、气血津液等的关系,而且论述了一些影响美容的病变机理,如《素问·生气通天论》云:"劳汗当风,寒薄为皶,郁乃痤""汗出见湿,乃生痤痱"等。此外,还阐述了饮食与美容以及美容与养生的关系等。

迄今发现的最早的美容专篇是晋代葛洪《肘后备急方》中的"治面疱发秃身臭心昏鄙丑方第五十二"。这一篇记载了治粉刺、酒渣鼻、黑痣、脱发、腋臭、体臭的方药等。还刊载了很多美容化妆品方,如"服药取白方""令人体香方""令人香方""蜡泽饰发方""手脂方"等。药王孙思邈在《备急千金要方》中也有专篇论述美容方剂和药物,其中不仅论述损美性疾病的治疗,还列有生发、美发、香身、熏衣方,从美容部位上来看,涉及颜面、牙齿、口唇、眼眉、头发、肌肉等,从美容作用上来看,涉及治疗头秃、面疮及悦色、增白等;从美容手段上来看,除了药物内服、外敷、外洗之外,还有针灸、按摩、食疗等。

在中医的整体观念和辨证论治的原则指导下,经过两千多年的临床实践,中医美容已由最初的单纯化妆美容发展成为多功能、多途径的综合美容方法。且在中医形神观的影响下,具有内外同调、形神合一的鲜明特征。根据其采用的美容手段不同,中医美容可分为中药美容、经络美容、药食美容等。

(一) 中药美容

中药美容是指在中医基础理论指导下,运用中草药改善或恢复机体的生理功能,美化人体、保持青春美貌的一种方法。中药美容可分为内服和外用,内服即是根据整体观念和辨证论治,以内养外,达到美容的目的。因脏腑是美容的根本前提,气血是美容的物质基础。脏腑功能旺盛,气血津液的输布正常,则面部肌肤有充足的气血滋养,从而发挥祛皱驻颜、淡斑抗衰等作用。药物一般选用具有补血益气、凉血解毒、活血化瘀、消肿散结等功效的药物,以平衡脏腑阴阳、调节经络气血。常用的美容中药有黄芪、人参、何首乌、灵芝、地黄、百合、玉竹、茯苓、麦冬、枸杞子、薏苡仁、山药、桑葚等。

外用美容品直接作用于面部皮肤,通过局部吸收达到疏通经络、运行气血、除皱增白、滋润皮肤等目的。因此,既对面部色素沉着、皮肤瘙痒、痤疮等有治疗作用,又有润泽皮肤、延缓皱纹等保健作用。现代药理研究表明,大多数美容中草药均含有生物碱、苷类、氨基酸、维生素、植物激素等,可以为皮肤组织提供良好的新陈代谢环境,改善局部的营养状态而达到美容目的。外用美容品可以根据剂型不同,分为美容粉、美容液、美容软膏、美容面膜等,常用于扑、搽、涂敷于面部或洗面。内服与外用相结合,可达到标本兼治的美容目的。

(二) 经络美容

经络美容是从经络和面部的关系出发,通过针灸、推拿、刮痧等方法刺激经络穴位,以疏通经络、运行气血、调理脏腑而美容的一种方法,是中医美容的一大特色。经络内属于脏腑,外络于四肢、筋骨、皮肤,具有"行血气而营阴阳"的作用。面部和形体的各种变化,不仅是局部的改变,也是全身气血变化的结果,"有诸内,必形诸外"。因此通过对体表经络的刺激,可调节气血阴阳的偏盛偏衰,使气血运行流畅,脏腑功能正常,从而达到保健强身、抗衰驻颜的目的。

常用的美容穴包括任脉的关元、气海、中脘、神阙,胃经的足三里、人迎,各经的募穴、原穴等。常用的治疗方法有毫针、火针、点刺放血、拔罐、刮痧、推拿等。如面部的色斑可用平头火针速刺;痤疮可在背部反应点点刺放血;面部皱纹可选用丝竹空、太阳、攒竹、巨髎、迎香、颊车等局部主穴沿着肌肉的走向透刺,用来改善局部血液循环,增强肌肉弹性,消除皮肤问题。再选用合谷、曲池、三阴交、足三里、太冲、中脘、脾俞、关元、肾俞、太溪等,针对引起皮肤问题的血热血瘀、气血不足、肝郁气滞或肝肾亏虚等病机治疗。灸法和推拿除了具有对皮肤问题的治疗作用之外,还有很好的强身保健、抗衰驻颜等功效。《千金翼方》载有"浴面"功,就是在晨起后用左右手摩擦耳朵,又从头上轻轻牵拉耳朵,用手指摩擦、梳理头皮,可以使面部气血流通,预防白发和耳聋;把双手对掌搓热以热手擦面,反复多次,长期坚持,可去除面部色素沉着,令皮肤细腻有光泽。此外,针灸、拔罐等疗法还具有减肥瘦身塑形的美容功效。

（三）药食美容

药食美容是根据中医"医食同源""药食同源"的理论,选用具有药食两用的中药添加到食物当中,把食物性味和中药的疗效相结合,调节人体脏腑功能,改善机体气血运行,使面部红润光泽,从而达到美容和保健的双重功效。针对不同类型的美容保健或者治疗损美性疾病的要求,可以根据体质状态和治疗需求,选用不同类型的药食处方。如患者气虚消瘦、面色无华、神情疲惫时,可将大枣、饴糖、蜂蜜、红薯、莲子、桂圆等加入粳米、糯米或大米中同煮成粥,具有很好的补气养血、改善肤色、焕颜增肌的功效。对肝气郁结引起的失眠、抑郁、黄褐斑等,可多食小麦、百合、佛手、玫瑰花、金橘、橙、柚、榛子等,服用百合粥、玫瑰花茶等,具有疏肝解郁、调畅情志的作用。

（武峻艳）

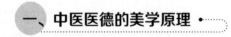

第二节　苍生大医之医德美

一、中医医德的美学原理

中国传统的道德文化,是以儒家思想为主,儒家提倡"仁""爱"为基本的道德观念。在医德这个问题上,中医毫无保留地接收了传统的道德观念,提倡"仁心、仁术"。

医生之所以突出强调医德的问题，主要体现在医生不仅要治疗生病的肉体，还要做好精神的抚慰。即使在医学快速发展的今天，我们仍有很多的医学难题亟待解决，我们不能迷信医生，亦不能放大医学的作用。而作为普通的非医学人士，对医学的认识存在有一定的误区，认为医学无所不能。在如此情形下，面对罹患疾病的人，一方面需要我们医生的技术帮助，尽我们所能去减轻因疾病带来的痛苦。另一方面，亦需要我们医生给予病人精神的抚慰，尽我们所知去改善因恐惧或无知带来的心理障碍。

中医医德的记载，最早可以追溯到《黄帝内经》。自《内经》时期开始，古代医家即将"恬惔虚无""美其食，任其服，乐其俗，高下不相慕"（《素问·上古天真论》）等视作是最高的美学和审美境界。比较系统规范记载医德的书籍为孙思邈的《备急千金要方》，《大医精诚》篇中提到"凡大医治病，必当安神定志，无欲无求，先发大慈恻隐之心，誓愿普救含灵之苦。若有疾厄来求救者，不得问其贵贱贫富，长幼妍媸，怨亲善友，华夷愚智，普同一等，皆如至亲之想"。从孙思邈的所言中，我们可以感受到他对自己的严格要求，即在诊病过程中不受外界干扰，及时做出正确的判定；对钱财、欲望等保持淡薄的态度，不以追求名利为行医的初衷；面对患病的人，要有同情恻隐之心，不因病人的身份、地位、贫富、丑美、种族等的不同而有所异，始终保持视患者如至亲的态度。孙思邈的行为准则为我们今天的医生做了规范，是我们医生的模范。

中医医德美学价值的内在机理表现在两个方面。其一，医生通过科学技术使人完成与自然规律的统一；其二，用完美的行为规范来体现人与社会的和谐关系。

二、中医医德的内涵

（一）坚持以人为本

"以人为本"是中医医德最重要的思想理念和最突出的人文特点。《素问·宝命全形论》指出："天覆地载，万物悉备，莫贵于人。"孙思邈在《备急千金要方》中强调："人命至重，有贵千金。"中医强调要以人为中心，要尊重和珍惜人和生命，要关爱和尊重人。这也是中医美学的体现，在医生诊病和患者救治的过程中，实现了人与人之间的和谐美。

（二）主张"仁心、仁术"

我们将行医者良好的德行称为"仁心"，意在鼓励和鞭策医者要以仁爱之心对待患者。作为一个医生，首先要有仁心，其次才谈得上医术，一个没有良心的人，一个心术不正的人，他不可能成为一名合格的医生。李时珍在《本草纲目·序》中指出"夫医之为道，君子用之以卫生，而推之以济世，故称仁术"。在古代将医学定位为"仁术"，赋予医学以仁慈至善的内涵。"仁心、仁术"既体现了人与自然规律的统一，又实现了人与社会的协调。

（三）做到师道传承

师承模式是古代中医最重要的传承模式，名医要经过一定的考核才能确定选择自己的徒弟，在收徒以后按照自己的方式传授徒弟以医学之道。比如李东垣和罗天益的对话可以解释这一重要性，李东垣问："汝来学觅钱医人乎？学传道医人乎？"罗天益毫不犹豫地回答："亦传道耳。"今天我们能够看到如此丰富的医学资源，完全得益于像罗天益一样的学生将名医的经验一一传承记录下来。简言之，古之师承培养与今日学院模式，相似之处在于，师者始终在坚持"传道"和"授业"的任务。师承模式体现的是人与人之间的和谐关系。

（四）强调贵义贱利

许多医家都身体力行，展示了"贵义贱利"的优良品德。如清代《临证指南医案·华序》中写道："良医处世，不矜名，不计利，此其立德也。"

（五）以精术显医德

医学的根本任务在于以术济人，良好的医德必须以精湛的医术为载体。因此，历代医家都十分重视把"精术"作为"立德"的根本和基础。孙思邈在《大医精诚》中首先强调了医学乃"至精至微之事""故学者必须博极医源，精勤不倦"。叶天士在临终时告诫后人："医可为而不可为，必天资敏悟，读万卷书，而后可借术以济世。不然，鲜有不杀人者，是以药饵为刀刃也。"孙思邈和叶天士都同时指出了行医为精微之事，容不得半点马虎，我们唯有利用好我们所学所有，方可无失。

综上，作为一名医生，应该同时具备"仁心、仁术"；在学习中，要尊师重道；在行医中，坚持以"病人"为本，要贵义贱利；如此方可以精术彰显医德。诚如叶天士《临证指南医案·华序》中指出的："良医处世，不矜名，不计利，此其立德也；挽回造化，立起沉疴，此其立功也；阐发蕴奥，聿著方书，此其立言也。一艺而三善咸备，医道之有关于世，岂不重且大耶？"作为一名良医，不计较功名利禄，能以医术治病救人，能将自己的思想著书立说，同时具备"立德、立功、立言"三善。

三、中医医德美的具体表现·┈┈┈┈

(一) 心怀大德，立志学医

通过阅读古今医家走上学医之路的故事，或多或少都有因为疾病给周围人带来苦恼而不能得到有效的解决，面对如此情形而开始立志学医的情况。其中较为多见的一种情况为亲人的离去给了他们很大的学医初心。

李东垣学医的缘起是母亲因庸医救治无效去世而深受打击，产生了很大的动力，从此奋发读书；朱丹溪在父亲、叔伯等家中男丁先继去世后，感受到前所未有的无力感之时，立志精研医术；当病魔一个一个夺去傅青主家人的生命之后，学富五车的他在无能为力之时，走上了学医之路；缪希雍踏上医学之路则是因为在疟疾肆虐之时，自己根据《黄帝内经》的理论处方，使疟疾得到有效控制而自此以后坚持学医；在张仲景《伤寒论》中我们了解到"建安纪年以来，犹未十稔，其死亡者，三分有二"，因在生活中看到了太多被疾病带走生命的惨状，张仲景"感往昔之沦丧，伤横夭之莫救"，对这样的惨状感到惋惜和痛心，于是"勤求古训，博采众方"，开始精研医术。

无论这些名医大家学医的初衷是什么，或为自己，或为亲人，或为百姓，每一个医生都胸怀大德，有着高尚的道德情操，以解决患者之苦为己任。正是因为有这样的内在信仰，才支撑他们在医学之路上越走越坚定。

(二) 精研医术，精湛技艺

医生除了有高尚的道德情操，还要有精湛的医疗技术。在成为名医的路上，每一个学医人都要经历两个阶段，第一阶段为刻苦攻读医书。历史上的医家无一不是在努力奋发的道路上走过来的。

缪希雍在成为一代大医之前，家境贫苦，经常无钱买书，他在把家里的医书都读完以后，去别家借读，亦可能"书非借不能读也"，在这样的条件下精研医术最终成名。朱丹溪拜罗之悌学医的故事，或许我们都有所耳闻，面对性格古怪的老师，朱丹溪没有退缩，三个月在罗家"日拱立于其门，大风雨不易"，不仅如此，还"蒙叱骂者五七次"：为了拜罗之悌为师，朱丹溪无论风吹雨打或是门徒谩骂，在罗师门前跪拜三个月，最终得到了老师的认可，获得了难得的学医机会。温病大家赵绍琴自幼即在先父指导下背诵《雷公药性解》《濒湖脉学》《医宗金鉴·四诊心法》等，稍长又抄读《内》《难》等。这一阶段的学习，主要体现了中医美学中人与自然技术的和谐统一美。

第二阶段为临床实践。医学不同于其他学科的性质在于需要有一个主动输出的过程。在积累丰富的理论基础以后，还需要不断地临床实践。普济消毒饮是我们都熟悉的一首方剂，但是鲜少有人知道它的故事。在古代，由于卫生条件有限，老百姓最害怕的是大规模的瘟疫，普济消毒饮就是在这样的条件下诞生的。由于大规模的瘟疫肆虐，导致成千上万的人家被感染，几乎到了无法控制的地步，医家却无计可施。李东垣把自己关在房门里，苦思冥想两天不曾出屋，在最痛苦的时候想起了他的老师张元素的教育，最终组方成普济消毒饮子，被人们刻在各个主要道路口的木牌上，供患病的人们去抄用。正是因为像李东垣这样一代又一代中医人的尝试，给我们留下了宝贵的中医理论和临床经验。留下来的这些经典成就了一部部中医学的著作。在临床实践的过程中，利用科学技术解决医学问题，既体现了人与自然技术的和谐，又实现了人与人之间的和谐关系。

（三）救死扶伤，仁术济世

医生与病人的关系，特殊之处在于实现道德美、医术美。在历代医家的记述中，大量的故事表现了医生对于病人竭诚尽力救治的决心。在考场上，为了救助晕倒的女孩，林巧稚放下了草草开始作答的试卷，待救助完成考试也结束了，林巧稚却因为此举被监考官招录，最终成为了著名的妇产科医生。2006年感动中国的获得者华益慰，从他当医生开始，每天早上查房前都会把听诊器放在自己的肚子上焐热再进病房，一辈子没让一位患者被听诊器凉到。

朱丹溪本名为朱震亨，他被尊称为"丹溪先生"和他对待病人的态度不无关系。朱丹溪自青少年时期即非常正直，爱惜百姓，敢做常人不敢做之事。在学医大成之后，"无不即往，虽雨雪载途，亦不为止"，为了救助患者，嘴里含着姜片，在冰冷的晨雾中独自前行；听说有病痛者，不待人请，即风尘仆仆前往探视；为抢救病人，在漫天的大风雨中满身泥泞，跌倒又爬起来继续前进。而罗之悌为一无所有又生病的和尚治病，给他安排食宿并进行治疗，这样的故事数不胜数。从这些故事中，我们可以看到古今医家在医德实践中所体现出来的道德美感。

（四）清廉纯正，不为财动

董奉医术高明，治病不取钱物，只要重病愈者在山中栽杏五株，轻病愈者栽杏一株。数年之后，有杏万株，郁然成林。杏子熟时，董奉便在树下建一草仓储杏。需要杏子的人，可用谷子自行交换。再将所得之谷赈济贫民，供给行旅。后世称颂医家"杏林春暖"之语，盖源于此。

李东垣在拜张元素学医之时,李东垣坐在张元素的对面,桌子上放着李东垣从家里带来的厚厚的金帛,文献记载为"不知其价几何",而张元素不为所动,并没有看摆在桌子上的东西,而是一直在盯着眼前这位年轻人的影子。对于钱财求报的丑陋行为,古代医家给予憎恶与鄙视。正如《医学入门》中提到的"病愈后而希望贪求,不脱市井风味者,欺也"。

(五) 实事求是,谦虚诚恳

实事求是包含了两个方面的内容,其一反对迷信。《黄帝内经》言"拘于鬼神者,不可与言至德",《史记·扁鹊仓公列传》言"信巫不信医,六不治也",反映了古代医家求真求美的医疗品德。其二,是医生对自身技艺和治疗效果的客观评价。《史记》记载扁鹊治活虢太子后,大家给予了"起死回生"的评价,但是扁鹊客观地说"越人非能生死人也,此自当生者,越人能使之起耳"。

(王　杰　文世虹)

第三节　医歌药联之文采美

中医药文献是历代医家知识与经验的总结,是中国古代灿烂文化在医学领域内的集中体现。大量的汤头歌诀、针灸歌赋、药联故事、医案医话等不仅承载着古圣先贤的行医智慧,也蕴含着丰富的人生哲理、文学修养、生活情趣和美学韵味。很多中医药文献行文优美流畅、节奏朗朗上口、表达文采斐然,让人在领略中医药浩瀚医理的同时获得美的享受。

中医药文献的文体多种多样,歌赋和韵文是常见的形式。歌,即歌诀、歌括,从汉代乐府民歌发展而来;赋,即辞句对称的韵文,从《诗经》和《楚辞》演变而来。歌赋是传统中医药知识的常见表达方式之一,短小精炼、言简意赅,便于背诵和流传。韵文大都出现于宋代以后,而且内容主要围绕中药、方剂和针灸三个学科。这三门学科的内容纷繁复杂,不容易掌握与应用,而将这些理论采用韵文的形式表现时,可以去繁就简,化难为易,提高学习兴趣,便于记忆掌握。

一、汤头歌诀之韵律美

中药歌赋中流传最广泛、影响最大的就是《药性赋》。《药性赋》按照药性把本草分为寒、热、温、平四类,如"诸药赋性,此类最寒。犀角解乎心热;羚羊清乎肺肝。泽泻利水通淋而补阴不足;海藻散瘿破气而治疝何难。闻之菊花能明目而清头风,射干疗咽闭而消痈毒;薏苡理脚气而除风湿;藕节消瘀血而止吐衄。"《药性赋》选药精、篇幅短,突出每味药物最主要的功效,且读起来韵律起伏,节奏感很强,既概括了主要内容,又给人以诗歌般美的享受。

方剂歌诀是以方剂的名称、组成、功效和主治为核心内容的歌诀。方剂歌诀字数整齐、节奏押韵,吟诵起来朗朗上口,重点突出地把散乱而枯燥的众多名词条理有序、简明扼要、生动形象地组织起来,使人易记难忘,是学好中药方剂的一条捷径。如清代医家汪昂编著的《汤头歌诀》采用七言诗体将320余首古代中医常用验方编成202首方歌。方歌多为四句一首,其次为六、八、十句,个别的如"妊娠六合汤"达二十六句。其内容囊括了方名、药名、适应病证、药物加减,乃至剂量、剂型等。如"大承气汤用芒硝,枳实大黄厚朴饶;救阴泻热功偏擅,急下阳明有数条""肾着汤内用干姜,茯苓甘草白术襄;伤湿身痛与腰冷,亦名甘姜苓术汤;黄芪防己除姜茯,术甘姜枣共煎尝;此治风水与诸湿,身重汗出服之良"。采用歌诀的表述方式,不仅简化了药物之间复杂的配伍关系,概括了方剂临床应用的化裁要点,而且朗读起来合辙押韵,方便初学者在熟读牢记的基础上灵活应用。

针灸歌赋出现于宋代,兴盛于金元时期,到明清时期亦有所发展,其中,金元时期出现了许多流传后世的针灸歌赋。如:何若愚的《流注指微针赋》、窦汉卿的《标幽赋》与《流注通玄指要赋》、王国瑞的《玉龙歌》、滑寿的《十四经脉气所发篇》等,这些文献中的针灸歌赋将经络循行、腧穴理论、刺灸手法、治疗禁忌和时间针法等言简意赅地表达出来,既是临床经验的高度概括和总结,也是文学修养的集中凝练和展现。如《标幽赋》中的"先详多少之宜,次察应至之气,轻滑慢而未来,沉涩紧而已至。既至也,量寒热而留疾;未至也,据虚实而候气。气之至也,如鱼吞钩饵之浮沉,气未至也,如闲处幽堂之深邃。气速至而速效,气迟至而不治",以比喻、排比等修辞手法,精准地描绘了针刺"气至"时医者指下的感受,已成为历代针灸医生针刺手法的准绳。再如《针灸大成》中的许多歌赋已成为很多百姓耳熟能详的经典:"肚腹三里留,腰背委中求,头项寻列缺,面口合谷收""公孙冲脉胃心胸,内关阴维下总同;临泣胆经连带脉,阳维目锐外关逢;后溪督脉内眦颈,申脉阳跷络亦通;列缺任脉行肺系,阴跷照海膈喉咙"。

二、药联故事之情趣美

自古以来,药联药谜就是我国民间文学的一种特殊表现形式。它利用中药的特殊名称,与人们熟悉的历史典故、地名景观、诗词歌赋、风土人情等巧妙地结合起来,或借用名称的谐音,或通过字面的含义,或影射中药的功效,或暗藏处事的道理,使人产生由此及彼的丰富联想,产生浓厚的生活情趣,给人以美的享受。

唐代无际大师石头和尚医术高超,名扬天下。他有一张专治心病的妙方,现保存在昆明华亭寺。药方上写着:用药七味,好肚肠一根,慈善心一片,温柔半两,道理三分,老实一个,阴阳全用,方便不拘多少;焙制方法,宽心锅内炒,不要焦,不要躁,去火三分;忌一言清行浊,利己损人,暗箭中伤,肠中毒,笑里刀,两头蛇,平地起风波。历代都有人以此作为处世的"座右铭"。清代有一位姓黄的京官,靠着多方钻营,快要升官了,不巧的是,偏偏在这个时候,远在故乡的母亲去世了。按照当时的习惯,他必须立刻回家奔丧。可是,这个京官害怕因此而破坏了升官发财的前程,不愿回去,但又不方便照常上朝,于是,他装病躲在家里,希望同僚们不知道这件事,等到升了官之后再做打算。有一天,有个同僚上门再三求见,他推说有病,客人却说自己深通医理,要献上药方,只见药方上开的几味药是:"黄柏、知母、桑白、当归。"京官看了这张药方,羞得无地自容,第二天便辞官回家去了。原来这张药方正是一个药谜,识破了京官的伎俩:黄知母丧当归。

药名药联还是常用的托物言志工具,委婉巧妙地表达人们细腻丰富的情感,让人在会心一笑中获得艺术美的享受。清代乾隆年间,有个医生外出行医,很久也不回家,妻子十分想念,于是就用中药名写了一封信寄给丈夫:"吾念槟榔一去,已过半夏,岂不当归耶?谁使君子寄生缠绕他枝,令故国芍药无主矣。妾仰观天南星,下视忍冬藤,盼不见白芷书,茹不尽黄连苦。古诗云:'豆蔻不消心上恨,丁香空结雨中愁。'奈何!奈何!"信中巧妙地嵌入了11味中药名,可谓别出心裁。其丈夫是个名医,也用中药名巧妙地回了一封信:"香桂枝已凋谢矣,也思菊花茂盛,欲归紫菀,奈常山路远,滑石难行,且待苁蓉耳。卿勿使急性子,骂我曰苍耳,明春红花开时,吾与马勃杜仲结伴还乡,至时有金银相赠也。"回信中也用11味药名说明了一时难以回家的原因,真是妙极了。

民间有位中医,善于用中药名作对联。一天,客人一进门就指着门口的灯笼说:"灯笼笼灯,纸(枳)壳原来只防风",医生笑对道:"鼓架架鼓,陈皮不能敲半下(夏)。"客人进院后,赞叹道:"避暑最宜深竹院。"医生随口对说:"伤寒尤妙小柴胡。"客人在院里坐下后,又出一联:"玫瑰花开,香闻七八九里。"医生不加思索地应道:"梧桐子大,日服五六十丸。"客人看了病,告辞时说道:"神州到处有亲人,不论生地熟地。"医生对道:"春风来时尽著花,但闻藿香木香。"

明末清初,名医傅青主不仅医术高明,其文学造诣也很高。一日,有位老中医慕名来访,傅氏设宴招待,酒过三巡,这位老中医起身浏览药架上的药物后,信口说道:"红娘子生天仙子,一副生化汤。"傅氏笑着回答:"女贞子产刘寄奴,二包止迷散。"老中医拉开中药抽斗说道:"白头翁骑海马,赴常山挥大戟,怒战草蔻百合,不愧将军国老。"傅氏随即应道:"何首乌架河豚,入大海操仙茅,逼杀木贼千年,堪称长卿仙人。"老先生听完,拍案叫绝。傍晚宴毕送客上路,傅氏说道:"生地变熟地望常合欢。"老中医拉着傅氏的手,依依不舍:"望月乘夜明定来夜交。"傅青主集文学、书画、医学于一身,造诣之深,由此可见一斑。

三、医案医话之文学美

医案医话,是阐述中医理论及具体应用的一种主要形式,其文字精练、内容生动、寓意深刻,常给人以豁然开朗的启迪与诗情画意的熏陶。在中医"取类比象"的思维方式指导下,医案医话的书写中也随处可见对比、比喻、拟人、对偶等对仗工整、生动形象的表达方式。

如清代著名医家徐灵胎的《医学源流论》中有一篇名为《用药如用兵论》,采用类比手法,以用兵之道说明用药之法。"夫贼既深入,为良相者,必先荐贤保主,然后兴兵讨贼。如善医者,必先审胃气,然后用药攻邪。更不幸而兵围城下,粮绝君危,惟有保主出奔,再图恢复……盖行军以粮食为先,用药以胃气为本,军无粮食必困,药非胃气不行。"文章以战术比喻医术,提出治病的十条原则,并且指出"知己知彼,百战百胜。兵不在多,贵于善用,皆与医道无二理也"。文章构思巧妙、类比形象,医术战术浑然一体,深入浅出,美不胜收。

中医医案的文体丰富多彩,风格千姿百态。有诗、词、歌、赋、骈文式、散文式等。有的医案长于记事,因、机、症、治完备详尽;有的医案侧重议论,心得体会简明扼要;有的医案夹叙夹议,记载了临证的机动变化,又万变不离其宗的科学、灵动之美。

如尤在泾有一医案记载:病从少阳,郁入厥阴,复从厥阴,逆攻阳明,寒热往来,色青,巅顶及少腹痛,此其候也。泻厥阴之实,顾阳明之虚,此其治也。寥寥数语,就把病因病机、症状表现和治疗原则阐述得清清楚楚,且语言简练,节奏优美,让人体会到了医家的文采神韵。又如诗体医案:年逾花甲肾气衰,心气不足血瘀来,面色光白口唇青,胸闷心痛气息微。头晕耳鸣腰膝软,舌胖脉弱时结代。宣痹通阳兼除瘀,心肾双补缓缓图。再如词体医案:肝郁湿热下注,赤白二带并行。头痛时觉昏目晕,少腹阴痛频频。前投舒肝达木,证势较前减轻。仍从原法来煎饮,厥疾可望回春。阅读此类医案,不仅能从中学到辨证施治的思路和方法,而且能品味其中的文学之美,提高读者的文化修养。

除此之外,中医文献中还擅长使用对偶的写作方法,来突出生命现象和疾病过程中相互对立而又密切联系的两个方面,使人在对比中产生更深刻的理解和对称美的感受。如《黄帝内经》中对人体结构的描述就有"人生有形,不离阴阳""脏为阴,腑为阳""腹为阴,背为阳""上部为阳,下部为阴""体表为阳,体内为阴"等记载;在对疾病的认识中,有"阴消阳长""阳消阴长""正胜邪退""邪盛正衰"等对举的概念;在五行关系中有"相生""相克""相乘""相侮"等互逆的过程;在中药配伍中有"相须""相使""相畏""相反"等对称的关系;在治疗原则上有"寒者热之""热者寒之""虚则实之""满则泻之"等相反的治法。这些论述都体现了中医的整体观和平衡观,同时给人以对称美和协调美的感受。

(武峻艳)

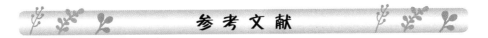

参 考 文 献

[1] 曾梦.《黄帝内经》形神观研究[D].泉州:华侨大学,2017:24-26.

[2] 周杰,段延萍,陆琦.《内经》中的人体审美观[J].北京中医,2006,25(3):176.

[3] 万雯雯.中医与中国美学的生命精神[D].南京:南京师范大学,2018.

[4] 陈荣华,赵永耀,易其余.中医美学[M].北京:中国中医药出版社,1991.

[5] 赵霞,李红阳,姚重华.浅谈传统医学美学的研究[J].时珍国医国药,2007,18(8):2031-2032.

[6] 郭丽娃,黄健.孙思邈中医美容学术成就初探[J].北京中医,1995,14(1):52.

[7] 陈明华.孙思邈中医美学思想初探[J].医学与哲学,2005,26(3):69.

［8］杨智荣.美容保健技术［M］.北京:中国中医药出版社,2007:5.

［9］赵中扬,方亚雯,周典,等.中医美容发展概况［J］.中国医疗美容,2013,(4):83-84,95.

［10］罗大伦.古代的中医［M］.北京:中国中医药出版社,2004.

［11］王旭东.中医美学［M］.南京:东南大学出版社,1989.

［12］葛洪.抱朴子［M］.上海:上海书店,1992.

［13］罗时铭.孙思邈养生思想再探［J］.哈尔滨体育学院学报,1988,(04):46-49.

［14］黄帝内经素问［M］.田代华,整理.北京:人民卫生出版社,2005.

［15］甄雪燕.医药中的歌赋韵律［J］.中国卫生人才,2019,(6):72-73.

［16］刘庆宇.中医韵文之韵味［J］.医古文知识,2001,18(3):39-41.

［17］魏飞跃.灵活用韵,不拘一格——浅谈《汤头歌诀》用韵特色［J］.湖南中医杂志,1994,10(5):88.

57检